HYGIÈNE

DE LA

CHEVELURE

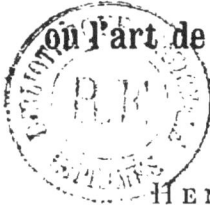

ou l'art de conserver ses cheveux

PAR

Henri PIGAULT ✗

PILICULTEUR

Quatrième édition.

PARIS

122, RUE DE LA POMPE, 122

1900

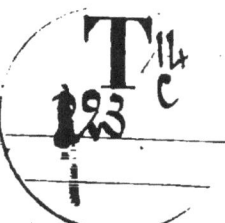

HYGIÈNE

DE LA

CHEVELURE

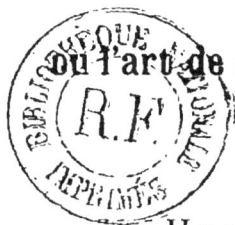

ou l'art de conserver ses cheveux

PAR

HENRI PIGAULT

PILICULTEUR

———

Quatrième édition.

———

PARIS

122, RUE DE LA POMPE, 122

—

1900

1, 2 et 3 représentent une jeune fille de 22 ans, affectée d'un vitiligo ou dartres tonsurantes :

1, avant le traitement ; 2, après un an de soins ; 3, après deux années de traitement, complètement guérie.

4, 5 et 6 représentent une jeune fille de 20 ans, affectée d'une pelade décalvante :

4, quand elle se présente à nos soins ; 5, après huit mois de traitement ; 6, après vingt mois de traitement est guérie.

7 et 9. Une femme atteinte d'une pelade prise au début :

7, telle qu'elle se présente à nous ; 9, après une année de soins par la piliculture.

8. H. Pigault, inventeur et propagateur de la Piliculture.

H. PIGAULT

PILICULTEUR

122, RUE DE LA POMPE, PARIS

a l'honneur d'informer sa clientèle hors
Paris, qu'il n'a pas d'autres dépôts de ses
produits que ceux mentionnés à la fin de
cette brochure. Il prie les personnes qui
voudront lui faire une demande, de l'accompagner du montant en un mandat-poste,
et d'y joindre 85 centimes pour un colis à
domicile et 60 centimes pour un colis en
gare.

Toute demande de vingt francs et au-dessus sera expédiée franco.

Les personnes dont le domicile n'a pas
de gare, voudront bien indiquer la plus
proche, pour éviter les retards dans la
livraison des colis.

Autant que possible, écrire très lisible-
ment les noms et adresses. Les liquides ne

sont expédiés qu'en caisse et par chemin
de fer.

Le *Précurseur* est de quatre sortes :
ordinaire, excitant, au goudron et blond ; il
se fait de deux modèles : le moyen, dont le
prix est de . . . . 6 francs
le grand modèle . . . . . . 12 —

La *Pommade merveilleuse* pour nettoyer
la tête se fait : au goudron, contre l'inflammation du cuir chevelu. . . . 3 francs
soufrée, contre les pellicules. . 3 —
et ordinaire, pour l'entretien de
la peau . . . . 3 —
le grand modèle, des trois sortes 5 —

Réparateur contre les cheveux gris . . . . 4 —

Kaoline, poudre de riz très rafraîchissante, invisible, impalpable, pour le teint :
la boîte. . . . . 2 francs

Extrait de précurseur contre les dartres
tonsurantes, petit modèle . . 3 fr. 50

Intellectum illuminat veritas
Mendacium obscurat sensum.

PRÉFACE

En publiant cette édition sur l'hygiène de la tête, je n'ai qu'un désir : faire profiter le public des observations que j'ai faites depuis la publication de la première qui fut accueillie avec faveur par les personnes qui m'ont fait l'honneur de me lire.

Combattre l'influence funeste du préjugé et de la routine, dévoiler l'erreur et le mensonge par la vérité si obscurcie, par la réclame insensée qui trompe tout le monde, tel est mon but ; guérir par l'hygiène pratique les affections cutanées localisées au cuir chevelu, entretenues et perpétuées par l'ignorance et la confusion en matière

d'hygiène, car tout ce qui parle d'hygiène
aujourd'hui est une actualité, c'est une nécessité qui s'impose à tout le monde. Qui
fait de l'hygiène fait de la santé, et la santé
c'est la vie, c'est le bien-être quotidien. Le
cadre hygiénique dans lequel je vais grou-
per mes observations de chaque jour est
bien restreint, car la tête mesure environ
cinquante-cinq à soixante centimètres de
circonférence. Cependant que de choses à
dire pour un observateur attentif, que de
mystères ignorés à dévoiler au public négli-
geant complètement l'hygiène de cette partie du corps ; que de personnes qui perdent
leurs cheveux à un âge où l'on devrait posséder une belle chevelure, que d'erreurs commises faute d'une bonne direction, parce que
la plupart ignorent les lois et les règles les
plus élémentaires de l'hygiène de la tête !

La piliculture que je m'efforce de propa-
ger et qui est la science de la reproduction
des cheveux, comblera cette lacune existant
dans la santé générale de la tête.

Un illustre savant contemporain disait,
il y a quelques mois à peine, à ses confrè-

res, réunis en congrès scientifique : « La science n'a pas de patrie, elle appartient à tous les peuples. » Après lui, je dirai : L'hygiène est de tous les temps et de tous les pays ; tant pis pour ceux qui la méconnaissent, tant mieux pour ceux qui la pratiquent chaque jour ; ceux-là en récoltent les fruits et profitent de ses enseignements. Convaincu de l'importance de ces lacunes, j'ai voulu, autant que mes connaissances le comportaient, les combler et donner ce qui leur manquait à ces points si importants de doctrine et de pratique hygiénique, en réunissant dans un même cadre les maladies si diverses du cuir chevelu ; si encore une fois je réussis à en faire profiter le plus grand nombre, je m'estimerai très heureux d'avoir rendu quelques services à la société si *dénudée de nos jours*, faute de savoir se garantir contre les calvities prématurées qui ravagent l'humanité tout entière. Les statistiques que je publie plus loin en sont une preuve évidente, qui mérite d'attirer l'attention du monde savant sur ces considérations hygiéniques et sur les difficultés de diagnostic qui m'ont arrêté quelquefois, pour me renfermer dans les limites rationnelles et positives de la thérapeutique, toujours très difficile dans les affections du cuir chevelu.

Paris, le 1ᵉʳ mai 1900.

H. PIGAULT
Inventeur et propagateur
de la Piliculture.

HYGIÈNE
DE LA CHEVELURE
OU
L'ART DE CONSERVER SES CHEVEUX

Les Cheveux.

Le Cheveu est un poil du cuir chevelu qui, bien examiné avec un microscope, présente à une de ses extrémités une racine bulbeuse située dans l'épaisseur de la peau, et qui se nourrit de l'humidité environnante. Il est formé de deux parties : d'une enveloppe extérieure tubuleuse, incolore et, dans l'intérieur, d'une matière cornée plus ou moins colorée en blond, ou rougeâtre, ou châtain, ou noir, qui donne la nuance au cheveu, selon la coloration pigmentaire. Nous avons remarqué bien des fois que chaque cheveu est formé de deux ou trois autres cheveux, qui sont renfermés dans un tube ou gaine appelé follicule pileux, dont l'extrémité se sépare en trois ou quatre petites parties, lorsqu'elle est devenue trop longue ou négligée ; les per-

sonnes qui ont les cheveux très forts et
très gros, peuvent en donner des preuves
visibles. Nous avons observé bien des fois
à l'aide d'un microscope beaucoup de cheveux qui se séparent à leur extrémité, ce
qui prouve d'une manière certaine que rien
n'augmente plus la croissance des cheveux,
même dans un âge avancé, que de les
couper souvent par notre méthode.

De là le point de départ de nos opérations
en Piliculture, qui nous ont toujours
réussi au-delà de nos espérances, par un
procédé dont nous sommes certain d'être
l'innovateur.

La vie du Cheveu, comme celle des poils
en général, est presque tout entière con-
centrée dans la follicule qui lui a donné
naissance : coupé, il repousse ; arraché, un
autre cheveu se développe en sa place, de
même que l'épiderme dont il est une dépendance.

Le Cheveu est d'abord un produit exhalé
des capillaires sanguins à la surface de la
papille. Ce produit s'organise en cellules,
qui se multiplient peu à peu, et dont les

unes. situées au centre, se transforment en substances médullaires ; d'autres, enfin, en cellules épidermiques.

L'implantation des cheveux est presque toujours obliquée par rapport à la surface du cuir chevelu, et le sens de cette obliquité varie sur les différents points de la tête, selon la nature et la grosseur des cheveux : les cheveux fins sont généralement plus obliqués que les gros qui sont presque toujours droits et roides, ce qui fait qu'ils se prêtent moins à la direction que l'on veut leur donner, de même qu'ils sont souvent implantés d'une façon plus irrégulière en forme d'épis, principalement à la partie antérieure de la tête, ce qui arrive plus rarement aux cheveux fins, et ceux-ci, quoique ayant une implantation moins profonde dans l'épaisseur de la peau, résistent davantage, parce que le nombre des cheveux fins est toujours supérieur à celui des cheveux gros sur une surface égale, et cependant l'abondance des cheveux varie à l'infini selon la race des individus, l'âge ou le sexe, à notre avis, et d'après les observations que nous ne cessons de faire ; chaque individu naît avec beaucoup de cheveux. Nous ne connaissons que très peu de cas de sujets venus au monde sans cheveux.

Toute chevelure se développe selon la culture qu'elle reçoit au premier âge. Nous reviendrons plus loin sur ces considérations.

Les Cheveux sont frisés, ondulés ou lisses ; ceux-ci sont généralement cylindriques et coniques. Les cheveux ondulés sont de forme ovale et les cheveux frisés sont plats comme des rubans, ce qui facilite leur tendance à l'enroulement des boucles La pointe des cheveux est plus fine que la partie adhérente au follicule ; la surface des cheveux n'est pas unie, mais se compose de petites lames placées dans une direction oblique à la racine, à la pointe comme des cônes imbriqués ou comme des cornets d'oublies placés les uns au-dessus des autres.

Prenez un ou plusieurs cheveux par la racine avec une main, et tirez-les entre les doigts de l'autre main, vous n'apercevrez presque point de frottement, vous n'entendrez aucun bruit, vous ne ressentirez aucune résistance; mais si, au contraire, vous les saisissez par la pointe, puis les passez de la même manière entre les doigts, il est aisé de sentir une résistance et un mouvement sonore et saccadé, comme le ferait un roseau, à chaque nœud que présentent les anneaux des cheveux, ce qui prouve que le tissu de la surface des cheveux n'est pas le même de la racine à la pointe que de la pointe à la racine.

Il est à remarquer que lorsqu'on conserve les Cheveux coupés courts, ils paraissent prendre de la persistance et en même temps ils croissent en force et en épaisseur; mais il ne faut pas les confondre avec les cheveux coupés trop ras, comme beaucoup d'hommes les portent, car s'il y a frottement avec la peau, c'est au détriment des cheveux. La moyenne de la pousse des cheveux est d'un centimètre par mois; plus l'individu déploie d'activité, plus ses cheveux croissent. Chez la femme, c'est vers sa 20e année que sa chevelure a atteint le maximum.

La plus grande longueur de Cheveux que nous connaissions mesure un mètre quatre-vingts centimètres : la personne qui les possède a 25 ans environ; néanmoins la moyenne de la longueur des Cheveux en France n'est que de 50 centimètres, moyenne établie bien des fois sur mille têtes.

La croissance des Cheveux est à peu près la même que celle des ongles, où la partie inférieure pousse en avant la supérieure. Mais il ne faut pas croire qu'ils poussent chez tous les sujets avec la même régularité : il arrive très souvent que chez des personnes douées d'une forte constitution les Cheveux poussent très lentement : le contraire se produit chez des personnes malades ou languissantes : les cheveux poussent très vite, et pour nous la cause principale ce sont les soins qu'ils reçoivent chaque jour ; à cet égard ils ressemblent aux plantes qui, bien soignées, poussent bien, et mal soignées poussent peu ou mal.

Si les Cheveux sont quelquefois triangulaires, même carrés, cylindriques, ovales ou

plats, cette différence provient de la struc-
ture même des pores de la peau, qui servent de moules ou de laminoirs, si nous
pouvons nous exprimer ainsi, et selon leur
nature laissent passer un cheveu qui prend
la même forme que le pore. Si les pores
sont obliqués, les Cheveux ont une tendance à la frisure ; s'ils sont droits, les Cheveux sont lisses.

Nous avons remarqué bien des fois un
phénomène qui se produit à la suite de
maladies graves sur certains sujets : la personne ayant des Cheveux lisses avant la
maladie, les cheveux tombent et ils repoussent ondulés ou frisés, ce qui prouve
d'une façon évidente que les pores de la
peau ont changé de forme.

La longueur des Cheveux provient de la
quantité et de la qualité de l'humidité qui
leur sert d'aliment, et la couleur subit les
mêmes changements, ce qui prouve qu'à
différentes époques de la vie la couleur des
cheveux change.

Leur force est aussi subordonnée au tempérament de chaque individu ; après maintes

expériences, les plus forts sont ceux de forme ovalaire ou ondulés; avec un seul cheveu provenant de la tête d'une femme de 40 ans, nous avons soulevé un poids de 120 grammes; la moyenne du poids qu'un cheveu peut soulever sans casser, est de 70 à 90 grammes, selon leur forme (les frisés sont les plus faibles', en admettant que le cheveu qui sert d'expérience ne soit coupé ou tombé que depuis peu. Le Cheveu est très élastique : un cheveu de 50 centimètres de long peut se tendre de 10 centimètres sans casser, et celui de 1 mètre peut arriver jusqu'à 1ᵐ25 selon sa qualité.

Le Cheveu est hygrométrique : en temps sec il se raccourcit, en temps humide il s'allonge. Ceux qui nous lisent peuvent en faire l'expérience et s'en convaincre facilement.

Nous ne nous étendrons pas plus loin sur la constitution anatomique du Cheveu. Tout ce que nous aurions à dire est du domaine pathologique et nous aurons à en reparler aux chapitres qui suivent. Néanmoins, nous engageons nos lecteurs à obser-

ver attentivement la planche qui suit ce
chapitre, que nous avons fait graver spécialement pour ceux que la question intéresse.

La Chevelure.

L'abondance et le développement de la
chevelure ne présentent généralement aucun rapport avec la force musculaire ou
l'état de santé de celui qui la porte, et l'on
voit chaque jour des personnes chétives et
même phtisiques l'emporter à cet égard
sur les individus les plus robustes et les
mieux constitués.

La quantité et la croissance de la chevelure présentent de grandes variétés selon la
race des individus, le pays qu'ils habitent et
le climat sous lequel ils vivent; quant à
l'âge, il est naturel d'avoir une belle chevelure quand on est jeune, et de la perdre en
vieillissant. Mais il est ici une considération
très importante, c'est le soin que l'on prend
journellement pour sa chevelure; il est certain que beaucoup de personnes ne prennent
aucun soin journalier, pendant que d'autres
font tous leurs efforts pour apporter à cet

ornement si précieux une assiduité qui va
jusqu'à la coquetterie ; aussi ces personnes
sont-elles récompensées par une superbe
chevelure, qui est à la fois un ornement
pour l'encadrement du visage et en même
temps une protection contre les intempéries,
les coups et les lésions du crâne dont elle
est le protecteur naturel. Nous avons dit
que plus les cheveux étaient fins, plus grand
était leur nombre sur la surface de la
tête.

Un auteur a dit et conclu qu'une personne
blonde ayant la tête bien fournie devait
avoir approximativement cent soixante-dix
mille cheveux sur la tête, une personne les
ayant châtains dix mille de moins, puis les
noirs avec la même proportion en moins, et
enfin les personnes les ayant rouges, qui
passent à juste titre pour les plus gros, avec
une différence de trente à quarante mille
cheveux de moins que les personnes blondes.
A cet égard nous avons toujours observé que
ces derniers sont le résultat du croisement
d'un père blond ou brun avec la mère, d'une
nuance de cheveux complètement opposée.

La chevelure, disait Lavater, ne peut être mise au rang des membres du corps humain. Elle en est du moins une partie adhérente, essentielle.

Les Cheveux offrent des indices multiples du tempérament de l'homme comme de la femme, de son énergie, de sa façon de sentir, et par conséquent aussi de ses facultés spirituelles ; ils répondent à notre constitution physique, comme les plantes et les fruits répondent au terrain qui les produit. La diversité du pelage et du poil chez les animaux démontre assez combien celle des cheveux doit être expressive dans l'homme : comparez la laine des brebis avec la fourrure du loup, le poil du lièvre à celui de la hyène ; de même si l'on compare la chevelure plate et lisse d'un Américain avec celle d'un habitant du Soudan, celle d'un Esquimau à celle d'un Indien. Sans chercher à faire ici la physiologie du cheveu chez les différents peuples, nous voulons seulement établir que cette partie de l'organisme, même au point de vue limité de son hygiène, n'est une chose si accessoire qu'elle ne

puisse être, envisagée seulement à part,
isolément et en dehors de toute influence
de la constitution en général; beaucoup
d'autres ont écrit que la chevelure est habituellement plus fournie chez la femme que
chez l'homme.

Cruveilhier fait remarquer aussi que l'activité du système pileux se développait davantage chez la femme, surtout sur le cuir chevelu; nous qui soignons pratiquement plus
de mille têtes par an, nous n'avons jamais
remarqué cette différence et, d'après nos
propres observations que nous croyons fon-
dées, cela dépend beaucoup plus de l'activité que développe l'individu, quel que soit
le sexe.

La longueur des Cheveux, abandonnées à
leur croissance naturelle, varie à l'infini en
France et même en Europe ; il est bien difficile de déterminer la longueur des cheveux
chez l'homme qui les porte toujours courts,
trop courts, dirons-nous, mais chez la femme
il est facile de s'en rendre un compte exact.
Celles-ci les laissent croître aussi longs que
les soins qu'ils reçoivent peuvent leur per-

mettre cette croissance; les cheveux lisses
sont ceux qui atteignent les plus grandes
longueurs.

En général, c'est vers l'âge de vingt ans
que la chevelure chez la femme a pris tout
son développement; celles qui, enfants, ont
eu les cheveux courts jusqu'à huit ou
dix ans, possèdent certainement les plus
belles, tandis que celles qui arrivent à cet
âge, avec leurs premiers cheveux, les voient
disparaître peu à peu, sans en connaître la
cause. On nous a souvent dit : Les femmes
de la campagne ont généralement de longues chevelures et cependant elles ne les
soignent pas; cela est vrai, mais la cause
est justement parce que les fillettes portent
les cheveux courts jusqu'à l'époque où on
les retire de l'école pour les faire travailler,
alors les coupes répétées ont épaissi la
masse des cheveux qui, étant fortement
implantés dans l'épaisseur de la peau, prennent un développement inusité. On ne peut
mieux les comparer qu'au gazon que l'on
veut produire très vite et que l'on fauche
souvent pour le faire épaissir.

Au sujet de la longueur des chevelures, voici une statistique établie sur le nombre de mille personnes soignées par nous en l'année 1885 : La longueur minimum est de 20 centimètres, les plus longs atteignent le chiffre respectable de 1m40 ; d'après nos calculs, l'ensemble nous donne un total de 525 mètres. Eh bien ! l'année suivante, l'ensemble de ces mêmes têtes nous donnait un total de 640 mètres de Cheveux : chaque chevelure avait donc gagné 12 centimètres en moyenne. Mais, comme la chevelure gagne en longueur d'après le tempérament du sujet, ou mieux encore d'après les soins apportés par la personne elle-même, il s'ensuit que certains sujets ont vu leur chevelure croitre de 15 à 18 centimètres, tandis que d'autres n'ont acquis que 7 à 8 centimètres au plus.

Maintenant, comment expliquer cette différence qui se manifeste davantage chez un sujet que chez un autre ? Les auteurs l'attribuent au tempérament des individus; nous, nous l'attribuons à l'activité plus ou moins grande que dépense chaque personne et la

façon de soigner sa chevelure, car tout dépend de l'hygiène de la tête et de l'arrangement de sa coiffure. Cela est tellement vrai
que bien des personnes nous ont affirmé
avoir eu une superbe chevelure jusqu'à
l'âge de seize à dix-huit ans, alors qu'elle
était bien soignée par leur mère; mais à
cet âge, en prenant elles-mêmes la direction des soins journaliers de leur tête et
manquant d'initiative et d'expérience, les
Cheveux ont commencé à tomber pour arriver à cette dégradation qui fait les têtes
chauves avant l'âge. Tout l'attirail de la
coiffure, tels que frisure, crépures, ondula-
tions, peignes mal faits, épingles sans pointes, les cordons qui les sanglent en tous
sens, en somme toutes les mauvaises manœuvres de la coiffure que nécessite la
mode du jour, viennent renverser l'équilibre
des choses établies.

Nous irons même plus loin : nous constatons chaque jour que les divers artistes
auxquels on confie sa chevelure et qui doivent en être les protecteurs naturels, en
sont le plus souvent les premiers destruc-

teurs. Nous en avons pour preuve les dames
qui se font coiffer tous les jours, surtout celles qui confient le soin de leur chevelure au
talent assez douteux des coiffeuses qui ne
savent même pas démêler une chevelure,
sans en arracher tous les jours une quantité
considérable. La plupart ne connaissent
rien des soins de la chevelure et encore
moins de l'hygiène de la tête, leur devoir
étant l'arrangement des cheveux seulement.
Etonnez-vous donc si, en confiant vos têtes
à de pareils artistes, vos cheveux ne tombent pas, puisque ces derniers n'ont ni le
talent nécessaire ni les aptitudes en pareil
cas.

En réalité, les Cheveux ne sont-ils donc
qu'un vain ornement, une parure naturelle
et rien de plus ; toute leur fin se réduit-elle
à encadrer et à accompagner plus ou moins
agréablement le visage ? Assurément non ;
de même que le pelage des animaux qu'ils
représentent dans l'espèce humaine, ils sont
pour les parties qu'ils recouvrent un moyen
de défense contre les agents extérieurs ; ils
constituent d'abord pour ces parties une

sorte de vêtement qui les isole, qui ralentit
l'évaporation à leur surface, qui les préserve
des brusques variations de la température.
De plus, accumulés principalement sur les
régions postérieures de la tête, qui se trouvent plus exposées par leur situation même,
ils fortifient le crâne d'une couche élastique résistante qui adoucit les contacts,
amortit les chocs, et contribue ainsi à prévenir toute répercussion violente sur les
organes encéphaliques : On ne saurait donc
trop prendre de précautions pour conserver
sa chevelure et faire tout le nécessaire pour
faire soigner ses Cheveux.

C'est ici que nous conseillons l'emploi du
Précurseur pour la pousse des cheveux et
de la *Pommade merveilleuse* inventés et
préparés par nous, et nous démontrons plus
loin d'une manière irréfutable les résultats
obtenus à l'aide de ces deux inimitables produits qui, par leur emploi quotidien, pré-
servent à tout jamais d'une affreuse calvitie,
tout en vous conservant l'hygiène de la tête
et de la santé.

Etiologie.

Le docteur Bazin dit, dans le *Diction-naire des sciences médicales :* Rechercher les causes des états morbides des cheveux, c'est indiquer les maladies qui les produisent. Or, ces maladies sont de cause externe ou de cause interne.

Parmi les maladies de cause externe, nous comptons d'abord toutes les blessures du crâne, puis viennent toutes les lésions produites par des agents irritants, surtout les drogues vantées par la réclame et fabriquées par des individus n'ayant aucune notion de l'hygiène de la tête; puis les peignes fins, les brosses trop dures, surtout celles en fil de fer dites brosses hygiéniques, qui n'ont d'hygiénique que le nom ; puis viennent les lavages à l'eau froide, qui provoquent les fluxions de la peau et entretiennent l'humidité du cuir chevelu, ce qui favorise le développement des squames ou pellicules, et encore les nettoyages trop répétés du cuir chevelu par les eaux alcoolisées et potassées que nécessite le frottement trop violent de la main ; l'emploi des cosmétiques, pommades et autres produits de qualité inférieure, comme le commerce peu scrupuleux en fabrique beaucoup, au détriment des plus belles chevelures.

Parmi les maladies ou affections de causes internes, nous comptons d'abord :

1° Les affections non contagieuses, achore, eczéma, impétigo, pityriasis et psoriasis ;

2° Les affections contagieuses, favus et herpès tonsurant ;

3° Vice de conformation, décoloration, vitiligo ;

4° Maladies des follicules sébacées et pliques ;

5° Alopécie ou chute des cheveux.

Nous pourrions ajouter que le manque de soins journalier est une des principales causes qui engendrent les affections externes mentionnées plus haut, car l'étiolement du cuir chevelu ne peut provenir que par le manque d'hygiène apporté à ce dernier ; la pelade, même rangée dans la section des affections contagieuses, n'est pas encore bien définie par les auteurs qui ont traité

cette intéressante partie de la pathologie
cutanée ; il y a confusion dans la description
de ces états morbides. Certains auteurs ré-
duisent en un seul genre toutes les affections
du cuir chevelu et des cheveux, d'autres
les divisent et les subdivisent en une foule
de noms qui n'éclairent guère la question
sur les affections génériques ou spéciales
provenant de causes scrofuleuses ou dartreuses. Mais pour tout ce qui se rattache
à l'étiologie des Cheveux et à son traitement, il y a partout confusion, parce que la
question a toujours été traitée d'une façon
théorique, et la pratique des faits n'a rien
révélé de nouveau. Néanmoins la plupart de
ceux qui ont traité ces questions, si com-
plexes en ce qui touche les affections du
cuir chevelu, ont démontré qu'ils les con-
naissaient, mais ils n'ont pas toujours indiqué d'une façon claire et précise la manière
de les traiter, car autant de maîtres, autant
de théories différentes dans l'appréciation
d'un remède nouveau, alors il est difficile
de deviner ce qu'ils veulent dire au milieu
du vague de toutes leurs prescriptions.

Pour résumer ce qui précède, nous dirons
donc que les affections du cuir chevelu, en
général, n'ont d'autres caractères distinctifs
que d'être ou squameuses, ou sécrétantes,
ou ulcéreuses, termes sous lesquels on décrit
le pityriasis et le psoriasis, même l'eczéma
squameux, du genre porrigo. Nous avons lu
tous les auteurs qui ont écrit sur ces différents genres d'affections, et nous n'avons
rien trouvé qui puisse nous indiquer d'une
façon certaine la route à suivre pour arriver
à notre but, c'est-à-dire guérir l'affection et
reconstituer la chevelure.

Nos observations pratiques quotidiennes
nous ont mieux servi pour arriver à cette
conclusion.

Cependant, depuis quelques années, les
produits à faire pousser les cheveux appa-
raissent de toutes parts dans les journaux,
sous forme d'articles scientifiques toujours
signés d'un nom de médecin imaginaire ; un
médecin ou docteur scrupuleux de sa science
ne signe rien qui ne soit l'expression de la
vérité, et la réclame ment toujours pour les
besoins de sa cause, tout le monde doit le

savoir ; à part les médecins spécialistes en l'art de soigner les affections cutanées, très peu s'occupent des affections du cuir chevelu et moins encore de faire repousser les cheveux au moins en pratique. C'est purement théorique qu'ils vous donnent leurs conseils.

Alopécie ou chute des Cheveux.

Vers la fin de la vie, dit Bichat, le système pileux se ressent de l'oblitération générale qui arrive à tous les vaisseaux extérieurs ; il cesse d'abord de recevoir la matière colorante. Nés les premiers, les Cheveux cessent aussi les premiers de vivre, et les poils de toutes les parties du corps meurent ensuite. Au reste, il y a, parmi les hommes et les femmes, de très grandes variétés pour l'époque où les Cheveux tombent.

Chez les uns, ce phénomène commence vers la vingtième année, et cela se voit assez fréquemment de nos jours ; chez d'autres, vers la trentième année, époque où commence aussi la canitie ou blanchiment des

Cheveux. C'est vers la quarantième ou cinquantième année que les Cheveux restés blancs plus ou moins longtemps finissent par tomber, alors la gaîne qui en revêt l'origine s'atrophie et disparaît complètement. A cet égard nous dirons que, dans bien des cas, il se produit des phénomènes qui viennent renverser cet équilibre de la nature, et que des personnes très jeunes, des enfants même, perdent leurs cheveux à un âge où ils doivent être dans tout leur développement et cela sans cause apparente, pendant que des vieillards les conservent jusqu'à un âge très avancé. Ces bizarreries de la nature n'ont jamais été expliquées d'une façon bien nette ; les pathologistes et les dermatologistes les plus autorisés ont passé ces faits sous silence.

Il se présente des faits tellement obscurs, en physiologie comme en pathologie, qu'il est bien difficile de les définir complètement.

Il y a une très grande différence entre la chute des Cheveux chez les vieillards, causée par l'âge, et chez les adultes, causée par la négligence, les mauvaises manœuvres et celle qui suit les maladies : tout meurt chez les premiers, parce que les vaisseaux qui vont à la racine, cessent d'y transmettre les fluides ; chez les seconds, il y a étisie ou anémie : les causes sont multiples et sont dues au manque d'hygiène, tandis que dans celle qui suit les maladies graves, les cheveux tombent et la gaine reste.

Le docteur Bazin dit dans le *Dictionnaire des sciences médicales :* Parmi les affections génériques qui déterminent la chute des Cheveux, on doit surtout noter le pityriasis et cette variété d'acné qui a pour siège anatomique les glandes sébacées, annexes des follicules pileux, l'eczéma, l'impétigo, le psoriasis et le vitiligo ou dartre tonsurante qui de nos jours affecte tant de personnes, même les enfants. On peut dire que cette affection est la plus répandue et la plus longue à guérir ; elle dénude plus vite et plus complètement que toutes les autres affections dartreuses les parties dans lesquelles elle a son siège. La chute prématurée des Cheveux, dit encore le docteur

Bazin, a été par nous mise au nombre des signes de la prédisposition arthrytique.

Néanmoins il est rare de constater une calvitie complète à la suite de nombreuses plaques que détermine cette affection.

L'alopécie est générale ou partielle, habituellement bornée au cuir chevelu, son siège de prédilection ; elle est générale dans beaucoup de maladies graves, telles que la variole, la fièvre typhoïde, les couches, presque toujours dans la pelade décalvante ; elle est partielle dans la plupart de toutes les autres affections mentionnées plus haut. Tantôt la chevelure est dévastée uniformément dans toutes ses parties, et cela se produit principalement chez la femme ; chez l'homme, au contraire, ce n'est qu'après une maladie grave. Tantôt la dépilation a lieu par place, comme dans le porrigo décalvant ou l'herpès tonsurant : le premier cas affecte indistinctement les deux sexes.

Pendant l'année 1895 nous avons soigné cent quarante cas environ de cette affection qui, en général, n'est due qu'au contact d'un

objet de toilette qui a servi à une autre personne ; chez la femme il suffit de se servir
d'un peigne ou d'une brosse appartenant à
une amie, ou même d'avoir essayé un chapeau chez sa modiste qui a été mis par
plusieurs dames, comme cela arrive fréquemment ; il suffit aussi de se coucher nu-
tête dans le coin d'un wagon de chemin de
fer tendu de drap pour contracter des dartres tonsurantes. En effet, la tête de la personne qui vous a précédé a pu laisser à la
place qu'elle occupait des squames ou pellicules de sa tête, alors il s'ensuit que si la
tête n'est pas tenue habituellement très propre, le contact qui en résulte peut commu-
niquer la même affection ; ce fait se produit
constamment dans les lycées, pensions, ca-
sernes et autres lieux d'agglomérations
d'hommes ou d'enfants. Nous nous rappe-
lons une visite faite à un établissement
agricole ou pénitencier voisin de Bordeaux,
où le Directeur nous a affirmé qu'il y avait
toujours de 45 à 50 enfants atteints de cette
affection qu'ils se communiquaient en jouant
avec leurs chapeaux ou casquettes.

Il faut donc éviter tout contact de choses touchant la tête des autres, surtout si on a le cuir chevelu prédisposé aux inflammations, et cela n'est pas rare dans le département de la Seine, car nous vivons sous un climat humide qui prédispose à la sécheresse du cuir chevelu, surtout depuis l'abus des frictions alcooliques au détriment des corps gras, qui entretiennent bien mieux l'équilibre de l'hygiène de la tête lorsqu'ils sont préparés avec soin et employés en connaissance de cause.

Notre *Pommade merveilleuse* que nous préparons nous-même remplit ce but, et toutes les personnes qui en font usage, en suivant nos prescriptions, n'ont qu'à s'en féliciter, car elle nettoie la tête en maintenant le cuir chevelu à l'état normal ; alors la tête étant bien nette, le *Précurseur* vient remplir son rôle de dilatateur des pores, facilite le développement des Cheveux qui prennent leur origine dans l'épaisseur de la peau.

Pour terminer ce chapitre, nous dirons encore que les dames ont la mauvaise habitude d'attacher leurs Cheveux, et le cordon qui sert à cet usage étant trop serré déchausse tous les jours un grand nombre de Cheveux qui, tirés le jour et la nuit, tombent le lendemain ; il y a aussi les peignes à dents trop serrées qui rentrent dans les parties attachées et qui cassent et coupent les Cheveux, le trop grand nombre d'épingles souvent de mauvaise qualité : dans ce cas, rejeter toutes celles qui accrochent ; puis il y a encore les faux Cheveux dits postiches qui le plus souvent sont lourdement confectionnés, puis les Cheveux têtes et pointes et ceux dits chinois, gros comme les crins des chevaux.

Il y a aussi la mauvaise habitude de se coiffer sans refaire ses raies, alors les cheveux étant toujours tirés dans le même sens et à la même place finissent par s'arracher : cela constitue l'alopécie partielle des raies larges, si commune chez les femmes.

Chez les hommes, au contraire, elle semble se concentrer, surtout ou d'une manière exclusive sur la partie supérieure du crâne, surtout ceux qui transpirent beaucoup de la

tête. La dénudation commence par la partie
antérieure où repose plus fortement cette
autre coiffure artificielle appelée chapeau
ou casquette. Chez d'autres, l'alopécie commence à la partie supérieure de la tête appelée épi. Nous n'admettons ce cas que par
l'usure du temps ; en effet, quand on cal-
cule qu'un homme qui porte les cheveux
courts et qui atteint l'âge de quarante-cinq
ans, en dormant une moyenne de huit heures
par nuit, a frotté son crâne sur le traversin
l'espace de quinze années, il n'y a rien
d'étonnant à ce qu'il soit atteint de cette
variété d'alopécie qu'il éviterait en portant
ses Cheveux plus longs, car alors il n'y
aurait plus frottement de la peau de la tête,
les Cheveux garantiraient l'épiderme de ce
pivotement continuel.

Ce genre d'alopécie n'existe pas chez la
femme qui porte les cheveux longs. De
même pour les personnes qui se coiffent la
nuit et qui reposent leur tête sur des coussins de plumes toujours trop chauds, il se
produit par cette habitude une transpira-
tion pendant le sommeil qui détend la peau

de la tête, et qui fait dire à toutes les dames comme aux hommes que leurs Cheveux tombent en se coiffant ; cette remarque qui est faite chaque matin ne se produit pas le soir, parce que dans la journée la tête a été à l'air, le cuir chevelu s'est raffermi, et les Cheveux ne tombent pas, alors brossez-vous le soir avant de vous coucher, et contentez-vous de vous coiffer le matin. Si vous ne prenez cette précaution si simple, ne soyez pas étonné de cette dénudation journalière qui commence par faire des places claires peu apparentes d'abord pour arriver peu à peu à une véritable alopécie jusqu'aux parties qui restent toujours aérées et qui deviennent rarement chauves. L'alopécie est complète lorsqu'il ne reste aucun vestige de Cheveux sur les parties malades, elle est le plus souvent incomplète comme dans la dartre tonsurante.

La marche de l'alopécie présente de grandes variations : tantôt il suffit de quelques jours pour que la chute des cheveux s'opère d'une manière complète, tantôt elle a lieu pendant des mois et des années, soit gra-

duellement, soit par poussées, qui survien-
nent principalement au printemps et à
l'automne, surtout après les bains de mer.
A ce propos nous ne parlerons pas de
ceux-ci, sans faire remarquer que c'est
après ceux pris à Arcachon que nous avons
constaté le plus grand nombre de chutes
de cheveux.— A notre avis, voici la cause :
Le bassin d'Arcachon a une superficie à la
haute mer de 17.000 hectares, le développement de la plage autour du bassin est de
70 kilomètres, jugez maintenant ce qui
doit rester à basse marée. La statistique
suivante, basée sur les données de l'administration de la marine, donne en l'année
1884 : 766 parcs à huîtres couvrant une
superficie de 5.300 hectares, détenus par
3.900 concessionnaires, qui ont produit en
cette même année 300 millions d'huîtres
environ. Ajoutez à ces mollusques l'innom-
brable quantité de crabes, les tères, les
touils et autres ennemis de l'huître, sans
compter les polypes, les étoiles et toute la
famille des poissons et coquillages qui
fourmillent dans les eaux du bassin, tous

les ruisseaux et égouts qui se déversent sur une étendue de 70 kilomètres de long, et vous aurez une idée de l'influence des eaux d'Arcachon sur la santé de la peau en général ; ce qui a fait dire au médecin en chef de la station balnéaire de La Bourboule que, sur 100 maladies de peau soignées à cette station thermale, il y en avait 33 du département de la Gironde.

Les médecins d'Arcachon attribuent à son climat un effet sédatif par excellence, mais ils ne parlent pas de l'effet des eaux sur le développement de l'urticaire et de l'eczéma, ces variétés d'affections cutanées qui sont si désagréables aux personnes qui en sont atteintes.

Donc, les personnes qui ont l'habitude de se mouiller les cheveux à l'eau de mer sont sujettes à voir tomber leurs Cheveux pendant fort longtemps, le sel conservant sur la tête une humidité constante qui n'a rien d'hygiénique pour la chevelure et qui provoque la détention du cuir chevelu, alors la chute des cheveux en est la conséquence forcée.

Après chaque arrêt de chute des Cheveux, ils repoussent, mais plus rares, plus clairsemés, et cet état peut se prolonger indéfiniment, la place que font les manquants faisant tomber les autres.

Vous éviterez ce genre d'alopécie en lavant votre chevelure à l'eau douce, aussitôt le bain pris, surtout si vous avez soin de bien la faire sécher après comme vous le faites pour votre costume.

L'alopécie peut donc durer des mois, des années ou même la vie entière, faute de soins intelligents pour la combattre. En mettant sur la tête notre *Pommade merveilleuse* avant le bain, vous éviterez ce désagrément, puisque l'eau glisse sur les parties grasses, comme sur les plumes d'un oiseau aquatique.

Que d'affections en ce genre nous avons arrêtées très promptement en quelques jours et que de belles chevelures nous avons conservées sur des têtes qui, quelques mois plus tard, auraient été complètement dénudées, sans les moyens que nous employons pour combattre le mal !

Mais il vaut mieux prévenir que guérir ; c'est pour cette raison que nous engageons les personnes qui perdent leurs Cheveux à ne pas attendre la calvitie pour se faire soigner. Dans tous les cas qui affectent le cuir chevelu, se méfier surtout des réclames pompeuses qui font pousser les Cheveux à des longueurs démesurées à tout le monde et à tous les âges, comme cela se voit tous les jours sur des affiches collées sur les murs, où on représente des têtes avec des chevelures inusitées, en ayant bien soin de ne pas les montrer chauves et en cachant l'adresse et le nom du fabricant dans la crainte de le compromettre, car ils sont eux-mêmes pour la plupart complètement chauves, sans moyen pour reconstituer leurs chevelures. Depuis seulement dix ans, plus de dix produits nouveaux ont vu le jour avec force réclames plus ou moins scientifiques pour arriver à convaincre le public qu'il n'y aura plus de chauves que ceux qui voudront l'être, et tout cela a l'air si sérieusement écrit, même signé d'un nom médical anglais, américain ou alle-

mand, qu'après avoir lu l'article dans son
journal, on se laisse aller pour un flacon
en disant : Si ça ne fait pas de bien, cela ne
peut faire du mal ; on perd son temps et son
argent sans avoir un cheveu de plus.

Ayez donc recours à la piliculture, la
seule science vraie, pour ramener vos
Cheveux perdus, ou au moins consultez-
nous pour connaître la cause de leur chute.
S'il en est temps encore, nous vous donne-
rons les moyens d'y remédier ; s'il n'y a rien
à faire, nous vous le dirons franchement.

Calvitie.

Il y a entre l'alopécie et la calvitie la
différence qui sépare le phénomène en voie
d'évolution du fait accompli ; l'alopécie ou
chute des Cheveux implique l'idée de mouvements, d'états successifs, tandis que la
calvitie ou absence des Cheveux a pour
caractères la permanence et l'immobilité.

Si l'on excepte les cas extrêmement rares,
où elle est congénitale, la calvitie a toujours
été précédée de l'alopécie. Nous ne connaissons à Bordeaux qu'un seul cas où ce fait

s'est produit : un homme de 23 à 24 ans aujourd'hui, qui est né sans Cheveux et qui n'en aura jamais sans doute.

Mais la chute des Cheveux peut se prolonger pendant un temps très long et même indéfiniment, sans jamais donner lieu à l'état de dénudation complète qui constitue la calvitie ; c'est au moins l'appréciation de tous les dermatologistes et la nôtre aussi, car nous connaissons beaucoup de personnes qui perdent les Cheveux, depuis fort longtemps et qui ont toujours une belle chevelure ; cela tient aux soins qu'elles savent donner à leur tête.

Les Cheveux, chez certains sujets, se reconstituent au fur et à mesure qu'ils tombent, mais pour repousser plus faibles, ce qui fait que bien des personnes possèdent des Cheveux sans pour cela avoir une belle chevelure. Il ne suffit pas en effet, pour que la calvitie existe, que les Cheveux soient plus ou moins rares et clairsemés, ni même que de larges surfaces en soient complètement dépourvues sur différentes régions du crâne, comme cela arrive sou-

vent, il faut que la dénudation s'étende
uniformément à la totalité du cuir chevelu,
et qu'elle ait pour cause une altération profonde et le plus souvent définitive des organes sécréteurs des Cheveux ; le docteur
Bazin dit :

Considérée au point de vue étiologique,
la calvitie comprend deux ordres de faits
bien distincts, deux espèces, si nous pouvons ainsi dire : 1° la calvitie spontanée,
naturelle, physiologique ; 2° la calvitie morbide.

La calvitie spontanée est le résultat ordinaire du progrès des ans et, le plus souvent, le manque de propreté de la tête et
des objets que nécessite l'entretien de
cette partie du corps, toujours trop négligée, presque toujours mal comprise, la
pratique étant laissée à l'initiative de chacun.

Il y a aussi l'erreur commise par beaucoup de praticiens de faire raser la tête au
rasoir : quand les cheveux tombent après
une maladie grave, le rasoir arrache la
gaîne du Cheveu qui ne repousse plus.

La diminution des Cheveux en quantité
embrasse de plus sérieuses considérations
que la condition opposée comprenant un
trop grand développement du système
pileux. Nous ne faisons pas allusion à la
perte des Cheveux dépendant de l'âge,
c'est une conséquence naturelle des infir-
mités de l'homme comme de la femme, et
elle ne doit pas être considérée comme maladie. Mais le plus souvent la chute des
Cheveux a lieu chez les jeunes personnes,
et elle devient alors un mal sérieux. Le
degré du mal est nécessairement modifié
par les circonstances ; si le sujet est une
dame, l'inconvénient est plus grand que
s'il est du sexe opposé. Si la perte est
limitée aux parties habituellement chauves
par l'âge, elle peut être supportée même
par un jeune homme, puisqu'il est convenu
de nos jours qu'un homme aussi jeune
qu'il soit peut impunément se présenter
partout sans cheveux. Il n'en serait pas
ainsi d'une jeune personne qui se présen-
terait, par exemple, au théâtre ou dans un
bal avec une calvitie ou même une alopécie

apparente ; mais quand, comme nous l'avons
vu fréquemment, le cuir chevelu est entièrement dénudé, et que l'on perd également
les sourcils, les cils et la barbe, le cas n'est
pas une affection ordinaire, alors il faut
recourir à la perruque qui ne peut toujours suppléer au feuillage de la nature,
pas plus que le bouchon brûlé pour les
sourcils qui n'est admissible qu'à la scène ;
mais l'ennui est plus grand encore quand,
au lieu d'une chute totale, les Cheveux
tombent par places blanches et rondes,
donnant injustement l'idée de quelque désa-
gréable ou dégradante maladie comme dans
le porrigo décalvant ou dartres tonsurantes.

Dans ces places dont nous parlons, il n'y
a pas de maladie prévue ou perceptible, la
cause n'est pas un désordre de la peau,
mais des nerfs qui fournissent la peau ; à
cet égard nous avons à signaler des cas
curieux en rapport avec ceci.

Avant de les citer, disons avec Buffon :
Le corps de l'homme n'est pas plus tôt
arrivé à son degré de perfection qu'il commence à déchoir et la perte de la chevelure

est un des premiers signes de cette dégradation ; il semble donc qu'à une certaine
époque de la vie, l'activité fonctionnelle ne
se maintienne qu'à la condition de se concentrer, d'une manière plus ou moins exclusive, dans les organes directement affectés
à la conservation de l'individu.

Si Buffon vivait de nos jours, il modifie-
rait son appréciation sur le point de perfection de l'homme, car aujourd'hui il n'atteint
pas toujours son plus haut degré de perfection pour déchoir, et il n'est pas rare pour
nous d'être consulté souvent par des jeunes
gens qui ont à peine vingt ans qui sont alo-
péciques, et à vingt-cinq il y en a un grand
nombre qui sont chauves. La statistique
suivante que nous avons faite bon nombre
de fois en donne une preuve évidente. En
suivant les réunions publiques d'électeurs,
nous avons acquis la certitude qu'il existe
actuellement en France soixante-dix pour
cent d'hommes chauves ou à même de le
devenir, et depuis 1871 la marche est toujours croissante, parce que depuis cette
époque tous les hommes sont plus ou moins

soldats, ce qui nécessite de porter les cheveux courts, ce qui est la cause principale
de l'alopécie. Nous avons eu la patience
d'aller à chaque élection nous poster dans
un bureau de vote et compter cinq cents
électeurs, en faisant la part des chauves et
celle de ceux qui ne l'étaient pas; après cela
nous allions dans une autre section recom-
mencer nos comptes jusqu'à ce que nous
ayons à notre actif trois mille électeurs :
c'est sur ce nombre répété dix fois au moins
que nous avons établi une statistique indis-
cutable: ces chiffres sont assez éloquents
pour se préoccuper de la question.

Pour revenir à la calvitie, nous dirons
qu'il y a un an environ une dame nous a
présenté son fils âgé de dix ans environ,
atteint d'une calvitie totale. Après nous
avoir appris que son mari était médecin
dans le département de la Gironde, elle nous
dit que son fils avait commencé par avoir
des places dénudées sur plusieurs points du
cuir chevelu, que son mari avait prescrit
une pommade qui n'avait produit aucun
effet; alors il fit faire des frictions dont nous

ne connaissons pas la formule et qui n'ont
pas mieux réussi ; il prit le parti de lui faire
raser la tête au rasoir pendant l'espace de
deux mois. Cette opération a produit l'effet
contraire à celui attendu, et le rasage a dû
cesser faute de cheveux. Après deux ou
trois années d'attente, pas un seul cheveu
n'était apparu : c'est un cas de calvitie morbide.

Vers la même époque, il nous est présenté une fillette de huit à neuf ans, accompa-
gnée par le père et la mère qui nous ap-
prennent que deux ans avant elle avait été
atteinte de plaques tonsurantes qui par-
taient du côté droit de la tête ; six mois après
le côté gauche était atteint en venant se
relier par derrière à la partie primitivement
affectée ; ils employèrent bien des produits
sans résultats; ils furent consulter un médecin qui donna le conseil de faire raser les
parties malades : l'effet fut le même qu'au
sujet précité. Voilà une jeune fille condam-
née à avoir la moitié de la tête sans cheveux.

A quelques mois de là une jeune femme
de vingt-cinq ans environ, habitant La Bas-

tide, vint nous consulter pour son cas; celle-
ci portait perruque, elle avait la tête complètement chauve comme le fils du médecin.
Après nous avoir exposé que son alopécie
avait commencé par des plaques qui
s'étaient formées sur la partie postérieure
du cuir chevelu, elle ne s'en était préoccupée
que lorsque des plaques nouvelles s'étaient
formées sur la partie antérieure de la tête.
Comme les précédents, elle usa plusieurs
drogues vantées par la réclame, sans aucun
résultat; les cheveux tombant toujours par
suite de l'élargissement des places, un coiffeur lui dit que, si elle voulait se faire raser
la tête, ses cheveux repousseraient très vite;
il lui vendit même une perruque d'occasion
pour la somme de dix francs, qui avait été
portée deux ans par une personne malade.

Après ce récit notre parti fut bientôt pris
et, sans examen de la tête, nous étions certain d'être en présence d'un cas de calvitie
morbide.

Si nous voulions citer tous ceux que nous
avons eu l'occasion d'examiner, il nous
faudrait écrire un livre plus complet. Pas-

sons-les, et revenons à notre statistique, où nous disons que les hommes étant tous soldats portent les cheveux courts. Cette mode a pour conséquence de faciliter l'humidité en permanence au cuir chevelu, parce que les cheveux courts prédisposent les gens à mouiller leur tête en faisant leur toilette, d'autres trempent leur brosse à cheveux dans l'eau et se brossent ensuite; autant de mauvaises manœuvres pour perdre ses che·veux et devenir chauve avant l'âge, et c'est justement cette humidité permanente qui prédispose aux plaques tonsurantes ou alo·pécie. Aussi n'est-il pas rare de voir des enfants atteints de cette affection si commune de nos jours. En ce moment nous soignons une fillette de cinq ans qui a sur la tête une douzaine de places nues variant de largeur d'une pièce de 1 fr. à une de 5 fr. Si nous citons ce cas de calvitie partielle, c'est pour démontrer d'une façon irréfutable qu'aucun âge n'est à l'abri des affections du cuir chevelu, si on ne pratique pas l'hygiène journalière de la tête.

Les conséquences fatales tirées de nos

observations sont faciles à prévoir : il s'ensuit une quantité de fluxions et de rhuma-
tismes du crâne et du cerveau qui ne relè-
vent pas la constitution physique de l'homme, ni ne lui donnent l'état hygiénique dont
il a tant besoin. Il faut donc réagir et aviser
pour remédier à cet état de choses, pour se
constituer une hygiène journalière et aider
à la conservation de ses cheveux ; c'est en
même temps conserver sa santé.

Pour revenir à la calvitie spontanée, nous
dirons qu'elle a pour caractère essentiel de
se produire en dehors de toute cause pathologique bien définie, soit locale, soit générale ; c'est une fonction qui se supprime, et
rien de plus.

Le follicule pileux ne recevant plus les
éléments réparateurs en quantité suffisante
s'atrophie, s'affaisse et disparait.

Le pronostic de la calvitie résulte de sa
définition même : l'absence de la chevelure.
Or, la chevelure a un double rôle à remplir:
elle est à la fois un ornement et un moyen
de protection pour le cuir chevelu : un ornement pour le visage qu'elle accompagne

heureusement et dont elle relève les traits
et l'harmonie ; une protection pour la peau
de la tête qu'elle défend contre les influen-
ces atmosphériques, et pour les organes
encéphaliques, qu'elle contribue à préser-
ver en fortifiant le crâne.

Traitement préventif et règles hygiéniques des soins de la tête

Les règles hygiéniques relatives aux
soins élémentaires et usuels qu'il convient
de donner à la chevelure, dit le docteur Bazin dans le *Dictionnaire des sciences médicales*, présentent ce caractère, qu'ils constituent en quelque sorte la partie fondamen-
tale de l'hygiène de la tête, qu'ils sont de
tous les temps et de tous les lieux, applicables à tous les âges et à toutes les personnes,
qu'ils ne sauraient dépendre enfin à aucun
degré ni de l'empire de l'usage, ni des ca-
prices de la mode. Ils peuvent être résumés
en deux mots : propreté et soins bien en-
tendus de la tête.

De même que toutes les autres parties du
tégument, le cuir chevelu dépose incessam-

ment à sa surface des produits d'exhalation et de sécrétion, et ces produits s'y trouvent en raison du développement qu'y acquiert le système pileux dans des conditions toutes particulières. Il y a d'abord l'exhalation aqueuse, ordinairement insensible, mais qui devient apparente sous le nom de sueur, dès que l'équilibre n'existe plus entre la quantité de liquide sécrété, et celle qui s'échappe par évaporation ; il y a aussi le fluide sébacé, fourni par les glandes annexées au follicule pileux, et qui a pour objet non seulement de protéger le cuir chevelu, mais encore de revêtir le cheveu d'une couche qui l'isole et en facilite les glissements ; il y a enfin cette production continue d'écailles et de débris furfuracés qui résulte de la transformation et du renouvellement des couches superficielles de l'épiderme.

Dans l'état physiologique parfait, lorsque tous ces mouvements s'accomplissent naturellement et sans rencontrer d'obstacles, les produits divers de l'excrétion cutanée sont successivement emportés et dispersés à tous

les vents, sans laisser trace de leur passage,
et il suffit alors de quelques précautions hygiéniques insignifiantes pour débarrasser la
tête ; mais trop souvent aussi il arrive que,
par l'absence d'une bonne culture habituelle
de la chevelure, dans des conditions et
dans des milieux où cette culture serait surtout nécessaire, que par le fait de pratiques
et de coutumes sur lesquelles nous aurons
à revenir pour en montrer les dangers,
trop souvent, disons-nous, il arrive que les
sécrétions du cuir chevelu sont retenues à
sa surface, qu'elles y séjournent, s'y accu-
mulent, se répandent même dans les cheveux, et que, par leur mélange et l'action
réciproque de leurs éléments, elles y subis-
sent une sorte de fermentation qui leur
communique des propriétés irritantes. Cette
rétention anormale de matières sécrétées,
augmentée encore des corpuscules et poussières organiques venues de l'atmosphère,
a pour effet d'irriter la peau, de provoquer
ensuite une exagération des organes sécréteurs, et ainsi commence et s'établit une
sorte de cercle vicieux, dont on ne sort le

plus souvent, si l'on n'y met ordre en temps utile, que pour tomber dans l'état morbide

Quand la tête arrive à cet état d'affaiblissement général, on est bien près de devenir chauve, mais pour échapper à cette calvitie qui vous menace, il suffit de vous soigner énergiquement par les procédés de la piliculture ; mais pour juger cette question, il faut nettement séparer la méthode des procédés : la méthode c'est le but qu'on se propose d'atteindre, les procédés sont les moyens divers, destinés à y arriver. Nous pouvons dire, sans crainte d'être démenti, que, depuis plus de vingt ans, nous avons soigné avec le plus grand succès bien des personnes atteintes de ces diverses affections. Les préceptes hygiéniques découlent naturellement des considérations qui précèdent ; favoriser ou tout au moins ne rien faire qui entrave le départ des résidus et poussières qui se forment spontanément à la surface du cuir chevelu, tel est le but à atteindre, et les moyens les plus simples y suffisent, en ayant soin chaque jour, matin et soir, au moyen d'un démêloir, dont les dents seront très écartées et moussues, de prévenir toute intrication des cheveux, de leur imprimer dans leur sens une direction convenable, de leur donner une juste mesure d'aération ; à notre avis ne jamais se servir du peigne fin, qui irrite la peau, dont beaucoup de personnes font un usage abusif, et méconnaissent le rôle hygiénique de la brosse à cheveux.

Définir le rôle de la brosse à tête, pour l'usage de la toilette des cheveux, est une chose superflue ; cependant beaucoup de personnes ignorent encore son efficacité, pour ranimer ou développer la chaleur de l'enveloppe cutanée, pour activer, dans un but d'hygiène ou de thérapeutique, la circulation et l'inervation périphérique, les fonctions d'exhalation et d'absorption du tégument.

Il y a deux sortes de brosses qui s'emploient généralement pour l'usage des soins de la tête.

Il y a celles qui sont composées avec des substances végétales telles que chiendent et aloès, qui sont généralement communes et de mauvaise qualité ; elles brossent mal la tête parce qu'elles sont fabriquées avec des fibres textiles sèches et cassantes, trop serrées par leur montage et qui s'encrassent très vite, se nettoient très mal ; elles ne pénètrent pas dans l'épaisseur de la chevelure ; celles-ci sont donc de mauvais outils pour entretenir la tête en bon état.

Nous ne parlerons que pour mémoire de celles dites électriques qui sont faites en fil de fer, qui se vendent peu et ne brossent pas mieux que celles que nous venons de parler ; cette sorte est spécialement fabriquée en Angleterre et surtout depuis quelque temps en Allemagne.

Il y a les brosses faites avec des substances animales ; disons tout de suite que celles qui sont faites avec les soies de sangliers pures sont supérieures à tout autre, cette seule substance produit une infinité de qualités ; puis viennent les soies de porcs, les brosses faites avec des mélanges de baleines, qui sont généralement noires, celles de plumes d'oies et autres volatiles, qui sont rousses et blanches, et quantité d'autres de qualités plus ou moins bonnes.

4

Une brosse de qualité supérieure est donc
un objet indispensable pour l'entretien de
la tête et la conservation de la chevelure.
Elle agit par l'irritation mécanique qu'elle
exerce au moyen des frictions sur la surface
cutanée ; l'irritation des papilles nerveuses
du derme réagit par influence réflexe des
nerfs vaso-moteurs des capillaires cutanés
et amène d'abord la contraction, puis la di-
latation de ces vaisseaux.

La peau rougit et s'échauffe, la circulation et l'innervation en sont activées, la
partie brossée se ressent d'un accroissement
d'exhalation et d'absorption cutanées ; l'expérience démontre que les frictions favori-
sent l'absorption des produits employés
que l'on veut faire pénétrer dans l'organisme à travers la peau, et combinés avec
nos deux inimitables produits pour la
pousse des cheveux ; elles exercent la plus
heureuse influence pour le maintien de la
propreté, de la souplesse des Cheveux, en
favorisant leur développement et maintenant le fonctionnement régulier de la peau
et l'hygiène de la tête.

Comme règle générale, dit le docteur anglais Erasmus Wilson, de Londres — auteur de plusieurs traités sur les maladies de la peau — la tête n'est jamais assez brossée, pas plus que les poils d'un cheval ne le sont de trop; les palefreniers savent bien que beaucoup étriller et brosser les chevaux, peut non seulement produire une belle robe, mais encore contribuer à la santé de l'animal; il en est ainsi pour l'homme comme pour la femme : plus la tête est brossée, plus la peau est saine, plus la chevelure acquiert de développement.

A cet effet, nous faisons fabriquer tout spécialement une brosse qui remplit toutes les conditions hygiéniques, qui n'est ni trop dure ni trop molle ; elle est faite de telle façon qu'elle pénètre dans la chevelure la plus épaisse jusqu'à la peau, elle sert de peigne fin sans en avoir l'inconvénient; elle est très facile à nettoyer : elle a donc un double rôle et n'irrite jamais les peaux fines et délicates.

Cependant, comme nous n'avons pas la prétention de fournir des brosses à toutes

les personnes qui nous liront, nous conseillons à celles qui sont soucieuses de conserver leurs Cheveux, de n'acheter que des
brosses de première qualité à soies longues,
fermes et flexibles ; du reste elles les trou-
veront toujours chez nos correspondants
mentionnés par ville à la fin de cet ouvrage,
car ceux-ci ont été choisis par nous parmi
les plus capables pour nous représenter di-
gnement ; ils savent apprécier l'importance
de la brosse pour la conservation de la chevelure, et ceux-là seuls peuvent vous guider
en soignant votre tête comme nous avec
succès.

Ayez soin de toujours tenir cet instrument dans un état de propreté parfaite,
comme une brosse à habit ; chaque fois que
vous vous en serez servi, passez le démêloir
dans les soies pour enlever les cheveux qui
y adhèrent, et ensuite essuyez-la avec un
linge pour enlever les parties grasses qui
s'y déposent de même que les pellicules,
poussière et autres détritus de la tête qui se
reproduisent chaque jour ; car, sans cette
précaution si simple, il arriverait que, par

un renversement des rôles, la friction aurait
pour résultat de nettoyer la brosse. Chaque
fois que la brosse est trop grasse, il faut
prendre un litre environ d'eau tiède et 50 à
60 grammes de cristaux de soude à dis-
soudre dans une cuvette ou autre vase,
tremper la brosse jusqu'au bois, la frotter
dans la main, rejeter cette eau, en faire autant avec la même quantité sans cristaux
et finir de nettoyer à l'eau fraîche, essuyer
et laisser sécher la brosse à l'air avant de s'en
servir à nouveau. Une chose digne de remarque, c'est que chez les femmes les Cheveux s'allongent plus ou moins, en raison
du brossage plus ou moins pratiqué, et la
moyenne de la pousse des cheveux étant de
12 centimètres par an, des Cheveux peuvent pousser ainsi de 18 à 20 centimètres et
même davantage, selon le tempérament de
la personne ; le contraire se produit chez
celles qui ne se brossent pas, ce qui fait
dire à beaucoup que leurs chevelures restent stationnaires, et elles ne savent à quoi
attribuer ce stationnement.

A ce sujet nous dirons que, d'après nos

propres observations de chaque jour, consi-
gnées scrupuleusement depuis plus de dix
années, il résulte que sur cent personnes
soixante au moins ne se brossent jamais,
20 pour cent se brossent très mal et avec des
brosses toujours en mauvais état; restent 20
pour cent qui se brossent plus ou moins
bien. Après cette statistique édifiante, soyez
donc étonné que plus de la moitié de l'humanité soit chauve !

Du reste il existe un très grand préjugé sur
le rôle de la brosse à tête, même chez les
personnes qui par profession sont appelées
à soigner les têtes, car nous connaissons
bon nombre de coiffeurs qui ont des brosses
dans leurs vitrines et qui disent aux dames
que la brosse fait tomber les cheveux. La
raison en est bien simple, c'est que beaucoup ignorent ses bienfaits et ne savent pas
s'en servir: pour cela il suffit de faire attention aux brosses dont ils se servent en général dans leur salon, qui brossent trente à
quarante têtes dans un seul jour sans être
nettoyées. Vous ne mettriez pas le gilet de
flanelle que votre ami vient de quitter, Ma-

dame ne mettrait pas les bas que son amie
vient de changer, quand ces objets auraient
été portés une heure au plus, et vous vous
laissez brosser la tête chez un coiffeur par
une brosse qui a passé sur la tête d'une
quantité d'inconnus, et savez-vous ce qu'il
y avait sur toutes ces têtes ?...

Un voyageur ne consentira jamais à coucher dans un lit où une autre personne aurait
reposé sa tête une heure seulement, et vous
roulez celle-ci des jours entiers sur le cous-
sin d'un wagon de chemin de fer : vous mon-
tez à une station, vous prenez un coin garni
de drap ; un autre en descend, la place de sa
tête est encore chaude, et vous y posez vite
la vôtre. Etes-vous bien sûr que celui qui
en descend avait la tête bien saine ? Vous
voyez donc qu'il faut se brosser la tête ; en
vous brossant chaque jour matin et soir,
vous éviterez bien des affections, surtout si
vous portez les cheveux plus longs que la
mode actuelle ne le comporte.

Traitement curatif et coupe de Cheveux aux hommes et aux dames.

Le docteur Bazin dit encore dans les *Sciences médicales :* Le traitement des affections génériques de la chevelure se confond avec celui des affections du cuir chevelu; toutefois, nous rencontrons ici une médication spéciale.

Le follicule étant malade, il importe, pour faciliter l'action du traitement local, de couper les Cheveux près de la peau pour en faciliter la repousse ; car, sans cette précaution inusitée, tous les soins de la tête deviennent inutiles, quel que soit le produit employé. Mais nous nous trouvons en face d'un obstacle : une personne perd ses Cheveux, est-ce à dire qu'il faut lui couper tous ses Cheveux courts pour soigner le cuir chevelu malade, comme le font tous les gens inexpérimentés, en pareille circonstance autant les médecins que les coiffeurs? Quelle grave erreur, et que de chevelures perdues ! La plupart vont jusqu'à conseiller de faire raser la tête au rasoir et

à la tondeuse : ils confondent la cause avec
l'effet et ne savent rien des affections du
cuir chevelu, ou plutôt ils appliquent la
théorie sans connaître la pratique ; leur
diagnostic est faux sur la cause déterminante de la chute des Cheveux, nous en
avons la preuve tous les jours.

Le docteur E. Wilson dit aussi dans son
Traité sur les affections du cuir chevelu : Les
cas de chutes de cheveux ne sont pas toujours sans espoir : si un traitement régulier
est suivi, les cheveux peuvent revenir avec
leur force première ; le mieux est de se
brosser la tête jusqu'à ce que la peau devienne rouge, et d'y mettre alors un produit
excitant et préparé avec soin ; pour cela il
faut s'adresser aux spécialistes. Eh bien !
c'est ici que nous faisons intervenir le rôle
de la Piliculture ou culture des cheveux,
une méthode nouvelle dont nous sommes
l'innovateur et le propagateur en France.

La Piliculture est pour nous l'art de soigner la tête par l'hygiène journalière, la
plupart des chutes de cheveux ayant pour
cause une maladie ou une affection, et la

Piliculture a pour effet de guérir les suites de ces diverses affections du cuir chevelu ; c'est en appliquant cette méthode aux soins de la tête que l'on peut obtenir la conservation et la reproduction des Cheveux.

Cette méthode peut être de deux ordres différents : 1° méthode palliative, 2° méthode curative. Nous avons décrit le premier de ces ordres au chapitre précédent, nous n'y reviendrons pas ; quant à notre méthode curative, elle a pour résultat de guérir toutes les affections du cuir chevelu ; nos procédés ont pour base l'hygiène de la tête : rendre celle-ci propre quand elle ne l'est pas, arrêter la chute des cheveux et les faire repousser sont notre objectif principal. Nos procédés sont dans l'application de nos produits affectés à chaque cause déterminante : ici nous employons un émollient pour les cas inflammatoires, là un excitant pour les cas anémiques ; c'est surtout en cette circonstance que nous appliquons les procédés Wilson, pour ramener la circulation du sang aux parties innervées de la peau. Après quelques semaines de traite-

ment sur les parties affectées et dénudées
du cuir chevelu, les Cheveux commencent
à paraître ; à partir de ce moment nous les
coupons au fur et à mesure de leur appa-
rition, jusqu'à parfaite implantation des
cheveux que nous avons cultivés, et sans
l'application de nos procédés, ces mêmes
personnes à qui nous avons donné une nouvelle chevelure seraient restées à l'état alopécique sans pouvoir se protéger contre
une affreuse calvitie.

Vous voyez donc que nos soins vous sont
utiles, soit pour conserver vos Cheveux, soit
pour les faire revenir.

Le rôle curatif que possède la Piliculture
se divise en autant de variétés d'affections
que de cas à traiter : il ne s'agit plus, en
effet, de soigner une tête ayant une belle
chevelure à conserver, c'est, au contraire,
une alopécie qui débute ou qui est en voie
d'évolution vers la calvitie; le cas est récent
ou ancien, peu importe, nous possédons des
moyens régénérateurs incontestables, sauf
dans les cas suivants, où nous abandonnons
toute prétention à la guérison : si la per-

sonne à traiter a eu la tête rasée au rasoir
pendant un certain laps de temps, si les
Cheveux sont tombés par l'abus de l'eau
sur le crâne, si le temps écoulé entre la
perte des Cheveux et le moment où on se
présente à nos soins n'excède pas une période de temps qui a détruit le follicule où
le cheveu revêt son origine, si par des
manœuvres abusives de topiques trop irritants, le cuir chevelu est comme cicatrisé,
alors il n'y a rien à faire. Il suffit pour cela
de savoir le reconnaître : dans ce cas il faut
se condamner à porter perruque si on désire
avoir des Cheveux.

Sauf ces cas qu'il serait facile d'éviter,
nous sommes certain en appliquant notre
méthode avec l'aide de nos produits spéciaux
et notre coupe de Cheveux répétée selon les
besoins de la cause, d'arriver aux résultats
les plus concluants, surtout si, après la cure
obtenue, nous sommes appelé mensuelle-
ment pour entretenir l'état hygiénique de la
tête, alors nous pouvons assurer pour toujours une superbe chevelure à toute personne soignée ainsi, car dans la vie tout

meurt faute de soins, même les plus abon-
dantes chevelures, qui cependant, à notre
avis, peuvent se conserver indéfiniment
malgré les prévisions de tous les théoriciens
en l'art de soigner la tête ; il nous faudrait
écrire un volume spécial pour retracer toutes les erreurs commises et écrites sur ce
sujet.

Pour clore ce chapitre, nous dirons avec
le docteur Wilson que la coupe des Cheveux bien comprise est le moyen le plus
rationnel comme traitement curatif quand il
est combiné avec nos produits spéciaux à
cet usage, soit pour les dames, soit pour les
hommes ; cette coupe spéciale inventée et
pratiquée par nous et nos filles, qui soignent
seulement les dames, est de la plus grande
importance pour la croissance des Cheveux ;
quant aux hommes qui portent généralement
les cheveux courts, nous ajoutons beaucoup
trop courts, l'opération se fait d'une façon
différente de celle des dames qui ont les
cheveux plus longs. Il faut donc, dès que
vous perdez vos Cheveux, vous faire opérer
par la Piliculture; en ce cas le mieux est de

nous demander notre avis au plus tôt ; les milliers de personnes soignées chaque année par notre méthode vous édifieront sur les résultats acquis.

Si quelquefois il arrive que des personnes n'obtiennent pas le résultat qu'elles désirent, ou même qu'elles rêvent le plus souvent, c'est que ces personnes commencent le traitement, qui a une limite plus ou moins longue selon la cause et, impatientées, ne le terminent jamais ; il arrive cependant très souvent que la cause à traiter est le résultat de l'usage des produits de la réclame, dont on s'est servi avant de s'adresser à nous.

Mais nous pouvons affirmer d'une manière irréfutable que toutes les personnes soignées régulièrement ont obtenu une superbe chevelure, même dans des cas désespérés, comme dans la dartre tonsurante et la pelade ; à ce sujet nous dirons qu'au moment où nous écrivons ces lignes, nous lisons dans un journal médical qu'un chirurgien-major d'un régiment de la garnison de Paris vient de donner l'ordre de suppri-

mer les tondeuses pour couper les cheveux
aux hommes de son régiment, cet instrument
ayant contaminé de dartres plus de la moitié
de l'effectif.

L'administrateur de l'hôpital Saint-Louis
à Paris vient de créer une salle spéciale
pour cent enfants et demande une deuxième
salle pour au moins autant de sujets à soigner ; tous sont affectés de dartres tonsurantes ou autres affections contagieuses
du cuir chevelu : c'est la part des cheveux
ras et des tondeuses. A Bordeaux même,
il existe une trentaine d'enfants conta-
minés de la même manière dans un des
plus grands établissements universitai-
res, sans que les directeurs s'en préoccu-
pent, et la plupart des intéressés ignorent
les conséquences de cette affection : évitez
donc cet instrument appelé tondeuse, qui
n'est bon que pour les chevaux et les chiens
moutons.

1. Jeune fille affectée de 37 plaques, dites dartres tonsurantes, 20 ans, guérie après deux années de traitement.

2. Fillette, 9 ans, la tête presque dénudée, sauf trois bouquets de cheveux garnis de places.

3. Femme, 38 ans, soignée 2 ans à Paris sans résultats, guérie par nos soins après 10 mois de traitement.

4. Femme, 35 ans, 14 plaques, guérison en 10 mois.

5. Jeune fille, 15 ans, 12 plaques, toute la partie postérieure de la tête dénudée en traitement, bientôt guérie.

6. Fillette, 8 ans, 3 plaques, la plus grande a 8 centimètres de long sur 7 de large, guérie après 6 mois de soins.

7. Femme, 32 ans, 2 plaques de 5 cent., guérie en 3 mois.

8. Femme, 40 ans, 3 plaques, guérie en 8 mois.

9. Homme, 48 ans, 21 plaques, guéri en 14 mois.

———

Notice sur quelques cures obtenues par notre méthode de Piliculture.

Parmi les nombreuses affections du cuir chevelu que nous avons traitées et guéries il en est une qui mérite une mention spéciale, c'est la dartre tonsurante, certains auteurs disent pelade : peu importe pour nos lecteurs la dénomination; tout le monde connait ces places complètement dénudées de cheveux, dont la peau est d'un blanc mat couleur de lait, lisse et d'un aspect glabre, sans inflammation. Cette affection commence par une petite place qui se dégarnit de ses cheveux pour arriver graduellement à la largeur d'une pièce d'un franc, de deux et de cinq francs, et même plus large, si un traitement énergique ne vient entraver la marche alopécique de cette affection ; nous avons traité avec succès des personnes complètement chauves par suite de mauvaises manœuvres au début de l'affection.

Le 23 mars 1883 il nous est présenté un tout jeune homme de 16 ans, doué d'une belle constitution et jouissant d'une santé parfaite, n'ayant jamais été malade ; ce jeune homme était en pension dans un collège du département ; pendant les récréations il s'amusait avec ses camarades à jouer avec les casquettes ou chapeaux les uns des autres ; il a suffi d'une prédisposition dartreuse facilitée par la coupe des cheveux très ras, pour qu'il se forme en l'espace d'un mois environ quatorze plaques variant entre la grandeur d'une pièce de cinquante centimes à une de deux francs. C'est en cet état qu'il nous fut présenté par son père. Nous commençâmes un traitement énergique par les procédés de la Piliculture: un mois après, une quantité de petits cheveux blancs poussaient sur les plaques les plus récentes ; deux mois après le premier traitement, sur toutes les plaques il était facile de se rendre compte que les Cheveux repoussaient, et le 15 août suivant il eût été difficile de reconnaitre où se trouvaient les places dénudées.

Le 2 juillet de la même année, il se présente à nos soins une jeune fille de Bordeaux, âgée de 21 ans, jouissant d'une belle

constitution et d'une excellente santé; nous
la nommons la femme masquée parce que,
avant de la traiter, nous avons mis comme
condition de faire faire sa photographie
pour conserver les phases de cette cure que
nous jugions très grave ; étant affectée de
cette maladie depuis au moins trois années
et ayant été soignée pendant cette période
par le docteur X..., de notre ville, nous
n'avons pas ici à décrire l'état de la tête de
cette jeune personne ; il suffit de s'en rendre
compte en regardant les photographies qui
précèdent et celles qui sont exposées à la
devanture de nos correspondants,cependant
nous dirons que sa tête était presque complètement dénudée; qu'une année après, la
moitié des places était couverte de cheveux,
et enfin le 20 décembre 1884 elle était complètement guérie; elle possède actuellement
une superbe chevelure. Voyez les photographies 1, 2 et 3.

Le 8 octobre 1883, Mlle V..., de Bordeaux,
réclame nos soins pour deux plaques tonsurantes, et le 11 février 1884 elle est complètement guérie.

Le 10 janvier de la même année, Mme B...,
de Bordeaux, nous fait venir chez elle; nous
constatons trois plaques sans cheveux da-
tant d'un an environ, et le 9 juillet de la
même année elle est complètement guérie ;
le 15 janvier suivant, nous recevons la visite
de Mme F..., de Bordeaux, qui nous montre
une place à la tempe gauche, large comme
une pièce de 1 franc, et sur la partie postérieure de la tête une deuxième place large
comme une pièce de 5 francs; le 10 juin suivant, les deux places étaient couvertes de
cheveux.

Le 25 février de la même année, la femme de chambre de Mme D..., de Bordeaux,
vient nous montrer sa tête : nous constatons
trois places dénudées ; nous commençons
aussitôt le traitement, et le 25 juin suivant
il n'en restait pas la moindre trace.

Le 18 janvier, la dame B..., de Lormont,
nous montre sa tête affectée de deux places
larges comme des pièces de deux francs et
trois plus petites de la largeur d'une pièce
de 50 centimes ; le 26 juillet suivant, les
cheveux repoussaient sur toutes les places.

Le 15 juin, le jeune C..., de Bordeaux,
18 ans, bien portant, belle santé, nous est
présenté par son père ; il était affecté d'une
place large comme la tonsure d'un curé : en
le soignant chez nous dans notre salon spécial pour les hommes, les clients croyaient
que c'était un jeune abbé à qui nous faisions
la tonsure ; fin décembre de la même année, la plaque était regarnie de tous ses
cheveux. Nous passons sous silence quinze
à vingt autres sujets traités de la même façon et avec autant de succès, en l'année
1885, où nous avons soigné 35 à 40 personnes dans les mêmes conditions.

Nous parlerons cependant d'un cas très
grave. Mᵐᵉ F., de Paris, habite le département de la Gironde depuis le mois de sep-
tembre 1885 ; le 1ᵉʳ octobre suivant, elle
vient nous faire voir sa tête ; cette dame
n'avait qu'une seule place qui partait d'une
tempe à l'autre, en suivant toute la partie
postérieure et large de 6 à 7 centimètres en
moyenne, jusqu'à 9 sur la nuque : elle fut
soignée sans résultat, pendant une année,
par le docteur B. ., de Paris ; c'est dans ces

conditions que nous avons entrepris son cas
et, le 8 avril 1886, les cheveux avaient complètement repoussé.

Actuellement, nous avons guéri plus de
mille personnes depuis dix ans, et en l'année 1899 nous avons soigné et guéri plus
de cent cinquante personnes ; il s'est trouvé
une demoiselle S... qui revenait du Tonkin,
sa tête avait une si grande quantité de places larges comme des pièces de cinquante
centimes, qu'il nous a été impossible de les
compter. Nous avons aussi parmi ces personnes un sujet rare, une fillette de cinq
ans habitant Libourne et étant affectée de
14 plaques dénudées ; une autre de Péri-
gueux, âgée de neuf ans, dont la tête, sauf
un bouquet de cheveux sur chaque tempe,
est clairsemée ; enfin, une troisième du département du Lot-et-Garonne, dont les places forment un cas si original, que nous
avons dessiné sa tête, ne pouvant l'avoir en
photographie ; nous estimons que le nombre de ces places nues sur ces 150 personnes, forment un total de 500 places au

moins. Voilà notre bilan pour l'affection appelée dartre tonsurante.

A part les chutes de cheveux par cause latente, il est bien d'autres affections dont nous soignons les cas : la pelade par exemple est très rare, car depuis dix ans nous n'avons eu que 6 sujets à soigner ; un de ces cas, et aussi un des plus difficiles à guérir, est celui de la demoiselle S., de Bordeaux, que nous avons montré à l'exposition de 1882 et qui est toujours visible dans nos vitrines ; le docteur P... nous avait prédit un insuccès, mais à force de soins et de persévérance, deux ans après le premier jour de traitement, la demoiselle S. possédait une abondante chevelure qui aujourd'hui atteint 80 centimètres de long.

Il y a deux ans, Mme M., de Bordeaux, était atteinte de la même affection ; sans qu'aucune maladie l'eût fait prévoir, ses cheveux étaient tous tombés, aujourd'hui cette dame possède une superbe chevelure noire et frisée. Nous n'en finirions pas si nous voulions citer toutes les guérisons obtenues par nos soins, et pour que le public qui nous lit soit bien édifié, nous dirons que tous les cas précités sont accompagnés d'attestations signées et légalisées, d'après la loi.

Tout ce qui précède étant l'expression de la vérité, c'est au public intelligent à vérifier les faits. Mais alors, nous disent grand nombre de personnes, vous pourriez obtenir les plus hautes récompenses aux expositions où vous envoyez vos produits et leurs résultats. Pour répondre à toutes les personnes qui nous ont posé cette question, nous dirons que, d'abord, nos produits ne peuvent être appréciés à leur juste valeur ; quant à leurs résultats, il est plus difficile de les faire pénétrer dans l'esprit des jurés chargés de statuer sur notre cas, que de leur faire pousser des cheveux.

Pour nous, la seule récompense que nous envions, c'est celle que nous décerne le public ; ce sont nos succès passés, présents et futurs, et la faveur des gens intelligents, qui nous confient leur tête à soigner. Notre médaille d'or c'est d'être appelé hors Bordeaux pour soigner les chevelures malades, et notre grand diplôme d'honneur ce sont

nos fréquents voyages à Paris où nous
sommes appelé à soigner la tête des grandes
dames de la capitale, qui sont coiffées par
les princes de la coiffure et de la mode, pos-
sesseurs de talents inimitables en l'art de
composer des chefs-d'œuvre incontestés,
même sur des têtes sans cheveux, mais
ignorant complètement les lois et les règles
les plus élémentaires de l'hygiène de la
chevelure, en l'art de soigner ces mêmes
têtes si les cheveux tombent, et encore
moins les faire revenir lorsqu'ils sont
tombés.

C'est donc à Paris que nous sommes
venu chercher cette consécration d'artiste
en l'art de soigner la tête et recevons en
même temps la récompense de vingt-cinq
années de labeurs et de veilles. Nous n'am-
bitionnons rien de plus.

Pour édifier le public sur ce qu'il vient
de lire, nous le renvoyons à la deuxième
planche photographique représentant les
dessins en surface de tête que nous avons
dessinés sur nature ; ces têtes sont celles
dont nous parlons au commencement de ce

chapitre et qui sont aujourd'hui complètement guéries.

La Coiffure et ses ornements.

En écrivant cette brochure, nous n'avons
pas eu la prétention d'imposer notre doctrine en l'art de soigner la tête, encore
moins de dicter à nos lectrices l'art de se
coiffer; cependant, qu'elles nous permettent
ici de leur donner quelques conseils, dont
elles pourront tirer profit : La coiffure a été
en tous les temps une affaire de mode, est-
ce à dire que la mode actuelle sied à toutes
les têtes ? Est-ce que chacun n'a pas une
conformation de tête différente ? Est-ce
que la nuance des Cheveux n'est pas
comme le teint différent chez tous les sujets ? L'implantation même des Cheveux
varie à l'infini. Une personne a les Cheveux
très bas sur le front, une autre a ce même
front très découvert : donc il faut forcément
que les artistes en l'art de coiffer sachent
varier leur coiffure selon la conformation
de la tête à coiffer.

Ces règles des lois du bon goût sont-elles

toujours observées ? Nous croyons le contraire. Nous lisons ce qui suit dans la *Coiffure illustrée* :

L'ART DE LA PARURE
extrait du chapitre la *Coiffure des femmes*, numéro
de décembre 1883.

Un mot encore sur les couleurs. Quels
que soient la fleur, le ruban, le crêpe, la
gaze, l'étoffe, les bijoux que l'on choisisse,
il importe de ne pas oublier que la variété
est l'ennemie de la sévérité. Un seul ton,
franchement isolé, sera plus sévère que
plusieurs. Pour la mode gracieuse ou de
fantaisie, un mélange de couleurs diverses
peut être une convenance, parce que l'ima-
ge de la variété répond à l'idée de fantaisie
et semble mettre en relief ce qu'il y a de
léger et de changeant dans la grâce ; mais
là où l'on veut une indication de caractère,
unité est synonyme de dignité. Répétée avec
symétrie ou placée au centre, je veux dire
dans l'axe de la coiffure, une seule et
même coiffure est un ornement grave, et
l'effet en est aussi sûr que le serait en sens

opposé celui d'un buisson de couleurs, ou,
comme disent les professeurs, d'une jardi-
nière.

De toute manière, dans le choix des tein-
tes, vives au attiédies, brillantes ou pâles,
pures ou rompues, il faut avoir égard, bien
entendu, non seulement au teint de la personne et à la couleur de ses cheveux, mais
à son caractère et à son âge.

C'est ici le cas d'appliquer les observations déjà faites sur l'expression des couleurs.

Le caractère! dira-t-on ; un si grand
mot pour une fleur ! Oui, les fleurs ont du
caractère, et elles en ont beaucoup ; et les
plumes aussi, et les rubans, et les dentelles,
et la gaze. Tout cela ne tient que par un
fil à nos sentiments ; mais ce fil délié ne
rompt jamais. Irez-vous parer une figure
de printemps avec des pampres de raisin
noir ou pourpre, ou jeter une rose de haie
dans une coiffure qui doit être sérieuse?
Autant vaudrait ajuster sur une tête de
brune, ces garnitures de houblon, ces
mousses mêlées de feuillage dont les verts

soutenus vont si bien aux blondes. Comme
si elles étaient les ouvrages d'une femme,
les fleurs ont reçu de la nature des expres-
sions qui tiennent tantôt à leur couleur,
tantôt à leur forme, tantôt à leurs allures,
indépendamment de l'idée que nous y atta-
chons ou du souvenir. Dans sa parfaite symétrie, le dahlia est une fleur sévère ; le
camélia, dans sa belle régularité, a de la
noblesse, du calme ; et la rose à cent feuil-
les répond à une certaine magnificence,
surtout quand elle est d'un ton éclatant,
ainsi que la pivoine. Les lilas, les prime-
vères, les bruyères roses, la giroflée, la
clématite, la glycine mauve, la jacinthe des
bois, le silène, l'argentine, les fleurs de
tilleul et celles de merisier, toutes ces créa-
tions légères que les fleuristes imitent à
ravir et dont on peut faire des grappes allon-
gées, des guirlandes, des traînes, appartiennent au genre gracieux, aux coiffures
jeunes.

Ch. BLANC,
Directeur des beaux-arts.

CONCLUSION

Pour résumer tout ce qui précède, nous dirons à tous nos lecteurs et lectrices :

Si vous voulez conserver vos Cheveux, tenez toujours votre tête dans un état parfait de propreté ; pour cela, ayez toujours des peignes et des brosses très propres ; ne vous servez jamais de ces outils, s'ils ont servi à d'autres personnes. Vous éviterez les affections contagieuses du cuir chevelu. Assurez-vous que votre coiffeur ne se sert pour votre tête que d'objets intacts de contagion ; n'essayez jamais les coiffures ou autres objets ayant été mis par d'autres personnes dont la propreté serait douteuse.

Quand vous voyagez en chemin de fer ou autre genre de locomotion, ne reposez votre tête sur les coussins que lorsque vous aurez garanti celle-ci par une coiffure à vous ; à défaut mettez un foulard ou un mouchoir, car vous ne connaissez pas la personne qui

occupait la place avant vous. Pour l'usage
de vos Cheveux, n'employez que des objets
de premier choix : le bon marché est toujours cher ; si le cuir chevelu est enflammé
usez en ce cas de pommades ou autres
produits émollients ; si, au contraire, il y a
excès d'humidité, même anémie de la peau,
employez des excitants, et pour cela adressez-vous aux artistes les plus habiles et les
plus expérimentés, ils vous instruiront mieux
sur votre cas.

Ne mouillez jamais votre tête ni vos Cheveux à l'eau froide, surtout si la peau trans-
pire : cela provoque les fluxions de la peau
du crâne, et facilite la chute des Cheveux ;
ne portez jamais ceux-ci trop ras au moins
sur la partie supérieure de la tête, car c'est
une grave erreur que de croire que porter les Cheveux courts, ils se conservent
plus longtemps. L'expérience et l'observation disent le contraire, car lorsque les
Cheveux sont ras, il y a frottement continuel
entre la coiffure artificielle, chapeau ou
casquette, le jour avec la peau du crâne, la
nuit c'est sur le traversin que ce frottement

a lieu. Les Cheveux longs protègent celui-
ci ; sans cette précaution si simple, il y a
pivotement continuel de la tête pendant la
durée du sommeil, qui est en moyenne de
huit heures par nuit, le tiers de la vie : ce
qui fait qu'à trente ans vous avez pivoté
votre crâne dix ans de votre existence sur
votre oreiller, ce qui vous a déplumé la tête
chaque jour un peu ; vous éviterez ce genre
d'alopécie en portant vos Cheveux plus
longs.

Découvrez-vous la tête autant que vous
pourrez le faire, surtout en temps chaud ; à
la rigueur portez votre chapeau à la main,
vous éviterez ainsi l'exsudation journalière
qui détend l'épiderme chevelu et dont la
perte des Cheveux est la conséquence fatale.

Les dames ne doivent pas trop charger
leur tête de faux Cheveux, et quand elles
font usage de ces appendices, elles doivent
s'adresser pour cela aux artistes les plus
expérimentés en l'art de faire les Cheveux
postiches avec des Cheveux de premier
choix ; ces faux Cheveux seront toujours
légers et aérés. Qu'elles rejettent comme

nuisibles, pour les Cheveux naturels et l'hygiène de la tête, les Cheveux dits chinois ou
japonais, même ceux provenant de démê-
lures appelées dans le commerce Cheveux
de chiffonniers, qui ne sont que des mélanges de toutes provenances, ayant passé sur
toutes sortes de têtes, dont on ne connaît
pas l'origine hygiénique.

Abstenez-vous du peigne fin, cet instrument ne fait qu'irriter la peau sans bénéfice pour la propreté de la tête ; si vous
avez des pellicules, le lendemain du jour
où vous vous êtes servi de cet outil, vous
constaterez que vous en aurez davantage,
et il contribue à l'inflammation des cuirs
chevelus fins et délicats.

Pour les enfants, habituez-les de bonne
heure à coucher nu-tête, tenez-leur les Cheveux demi-longueur, ne les leur faites jamais
couper courts sur le sommet et longs derrière, le dessus de la tête se fluxionne ; et
comme vous avez l'intention de fortifier
cette partie par ce mode de coupe de cheveux, c'est le contraire qui se produit ; c'est
aussi ce qui prédispose à l'alopécie préma-

turée et fait des jeunes vieillards. Pour les
jeunes filles, on constate tous les jours qu'à
dix-huit ou vingt ans elles ont perdu la moitié des Cheveux qu'elles avaient à dix ou
douze ans ; faites-leur prendre l'habitude
de se servir de la brosse à tête qui frictionne
la peau et maintient l'équilibre et l'hygiène
de la santé de l'épiderme. Quand ils sont
en bas-âge, évitez que les nourrices ne leur
lavent trop la tête avec du savon ; faites faire
cette opération si vous y tenez avec une
éponge douce et savonneuse, mais en ayant
soin de bien essuyer la tête sans frotter ;
que celle-ci soit bien sèche avant d'exposer
la tête du bébé à l'air, sans quoi un rhume
de cerveau en est la conséquence forcée ;
portez la plus grande attention à ce que la
crasse qui se forme sur la tête des nouveau-
nés, ne soit pas arrachée violemment, les
follicules des cheveux s'arracheraient, et
de cette mauvaise manœuvre il résulterait
des causes désastreuses et irréparables
pour la chevelure ; le mieux est en ce cas
de prendre une brosse moitié aloès, moitié
chiendent fin, et de faire brosser la tête lé-

gèrement tous les jours. Après ce brossage, passer avec le bout du doigt un peu d'huile d'amandes douces, à défaut un peu d'huile d'arachides, première expression, qui est neutre comme odeur et qui ne graisse pas.

Dès que vous vous apercevrez que vos Cheveux tombent, consultez-nous aussitôt au lieu de vous adresser à la réclame de la quatrième page des journaux : nous vous dirons la vérité sur votre cas, le deuxième mentira toujours ; on ne paie pas dix francs la ligne d'un journal pour faire annoncer la vérité ; le mensonge est le seul apanage de l'annonce, tout le monde s'y fait mordre en jurant de ne plus y revenir. Mais le mensonge revient toujours, il change d'étiquettes et le tour est joué. Ce qu'il y a de plus étonnant à cet égard, c'est que ce sont les gens les plus instruits qui sont les principales dupes de la réclame ; toutes les personnes que nous traitons en sont une preuve édifiante. Si vous habitez une ville où nous avons un correspondant en Piliculture, adressez-vous à lui de préférence en toute sécurité, il vous appliquera en même temps

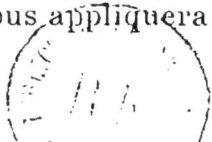

6

que nos produits, dont les preuves ne sont
plus à faire, nos principes en Piliculture,
car nous ne les confions qu'aux artistes qui
ont fait eux-mêmes leurs preuves en l'art de
soigner la tête (1).

Si l'été vous allez aux bains de mer et
qu'il vous arrive de mouiller vos cheveux à
l'eau salée, lavez votre tête ensuite à l'eau
douce et essuyez-les ; laissez sécher votre
tête à l'air tiède en laissant flotter votre
chevelure, car l'eau de mer contient beaucoup de sel qui rend la tête poisseuse et
grasse, la salit, échauffe le cuir chevelu et
fait tomber les Cheveux en temps humide ;

---

(1) A propos de nos Correspondants, nous ferons
observer à nos Clients et Clientes qui emploient nos
produits, de se tenir en garde contre les contrefaçons
ou imitations : nous avons été obligé de retirer nos
produits que nous avions confiés à un de ceux qui
nous représentent à Paris, et qui a livré des articles
similaires ne portant pas notre marque ; en ce cas il
faut exiger sur les flacons l'étiquette avec la tête, et
notre nom et adresse, 122, rue de la Pompe ; sur le
derrière, une contre-étiquette portant la mention :
Pour garantie M. H. Pigault, les flacons accompagnés de notre prospectus indiquant le mode d'emploi, au besoin nous écrire directement pour éviter
les fraudes.

vous prenez bien cette précaution pour votre costume qui sans cela serait toujours imprégné d'humidité.

Quand vous voyagez, si vous allez chez un coiffeur quelconque, ne vous laissez pas brosser par les brosses mécaniques qui arrachent les Cheveux. Cette sorte de brosse salit plus la tête qu'elle ne la nettoie, parce que par son mouvement de rotation elle reçoit presque tout ce qu'elle enlève, et le plus souvent vous héritez des pellicules de la personne qui vous a précédé ; refusez nettement de vous faire couper les cheveux ou la barbe par la tondeuse, qui n'est bonne que pour les quadrupèdes. Du reste, les véritables artistes ne se sont jamais servis de ces instruments qu'ils trouvent indignes de leurs talents, et dont ils laissent le privilège exclusif aux tondeurs du Pont-Neuf.

Avec ces précautions simples, vous assurez l'hygiène de votre tête, et à votre existence une très belle chevelure.

H. PIGAULT, Piliculteur,
122, RUE DE LA POMPE,
PARIS.

PRÉCURSEUR

Indispensable pour la pousse des cheveux
par H. PIGAULT.

Prix du flacon. . . . . **6** »
— grand. . . . . **12** »

POMMADE MERVEILLEUSE

pour nettoyer la tête.

Le flacon . . . . **3** »
— grand . . . . **5** »

RÉPARATEUR MYSTÉRIEUX

pour recolorer les cheveux gris en nuances noir,
brun, châtain et blond.

Prix pour noir et brun . . . . **4** »
— châtain . . . . **6** »
— blond . . . . **10** »

KAOLINE VÉGÉTALE

poudre invisible et impalpable pour la figure et le
corps, sans blanc de zinc, ni céruse, ni talc, la
plus rafraîchissante des poudres de riz connues.
Prise en boîte . . . . **2** »

H. PIGAULT
Piliculteur,

122, RUE DE LA POMPE, PARIS.

TABLE DES MATIÈRES

NOMS ET ADRESSES DES CORRESPONDANTS
Qui vendent nos produits

Bordeaux : Notre succursale.
Mme Spinas-Pigault, 18, rue Voltaire.

Lyon : Maison Reynon, 12, rue Gasparin.

Marseille : Maison Frayssinhes, 24, rue Bacon.

Nantes : Maison Milliat, place du Bon-Pasteur.

Lille : Maison Duponchelle, 19, rue du Vert-Bois.

Nice : Maison Seigeon-Clerc, 44, avenue de la Gare.

Cognac : Brun, coiffeur, rue d'Angoulême.

Bayonne : Canègre, rue Port-Neuf.

Pour les villes où il n'y a pas de correspondants, écrire directement à M. H. Pigault, 122, rue de la Pompe, à Paris.

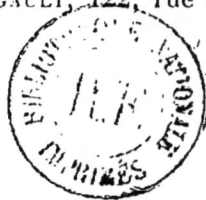

MAISON DE LINGERIE

---◦◦✕◦◦---

M^{LLES} SICARD ET BERNARD

DE LA MAISON OUDOT

17, RUE MALEBRANCHE
et 3, RUE LEGOFF

TROUSSEAUX

ET

LAYETTES

LINGE DE TABLE

SPÉCIALITÉ

DE

TOILETTES DE Ire COMMUNION

← PARIS →

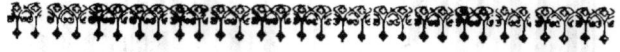

MAISON SPÉCIALE

DE

MODES

ALPHONSINE

370, RUE SAINT-HONORÉ, 370

Au premier

En face le Cirque

PRIX MODÉRÉS

PARIS

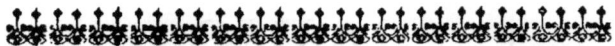

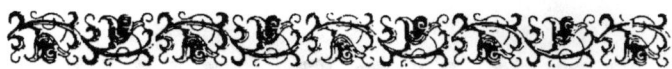

Robes
Manteaux

M^{on} VINCENT & Cie

6, Rue de la Paix

Lingerie
Trousseaux

8, Rue de la Paix

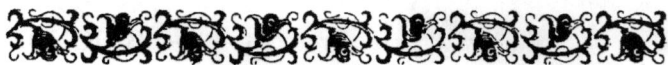

H. PIGAULT

INVENTEUR ET PROPAGATEUR

DE LA

PILICULTURE EN FRANCE

MAISON PRINCIPALE

122, RUE DE LA POMPE, 122

PARIS

SUCCURSALE A BORDEAUX

Mᵐᵉ L. SPINAS ɴᴇᴇ Pɪɢᴀᴜʟᴛ

18, RUE VOLTAIRE, 18

A l'entresol

LA ROCHELLE, IMPRIMERIE NOUVELLE NOEL TEXIER

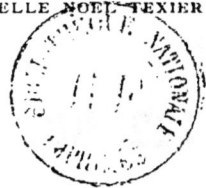

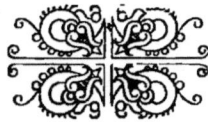

www.ingramcontent.com/pod-product-compliance
Lightning Source LLC
Chambersburg PA
CBHW071456200326
41519CB00019B/5758

THÈSE

POUR

LE DOCTORAT

PRÉSENTÉE ET SOUTENUE

Par M. BAYLE (Martial-Paul),

Avocat.

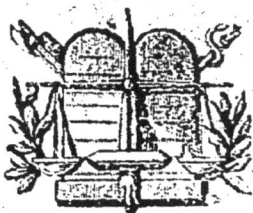

TOULOUSE

Typographie Troyes Ouvriers Réunis

Rue Saint-Pantaléon, 3.

1859.

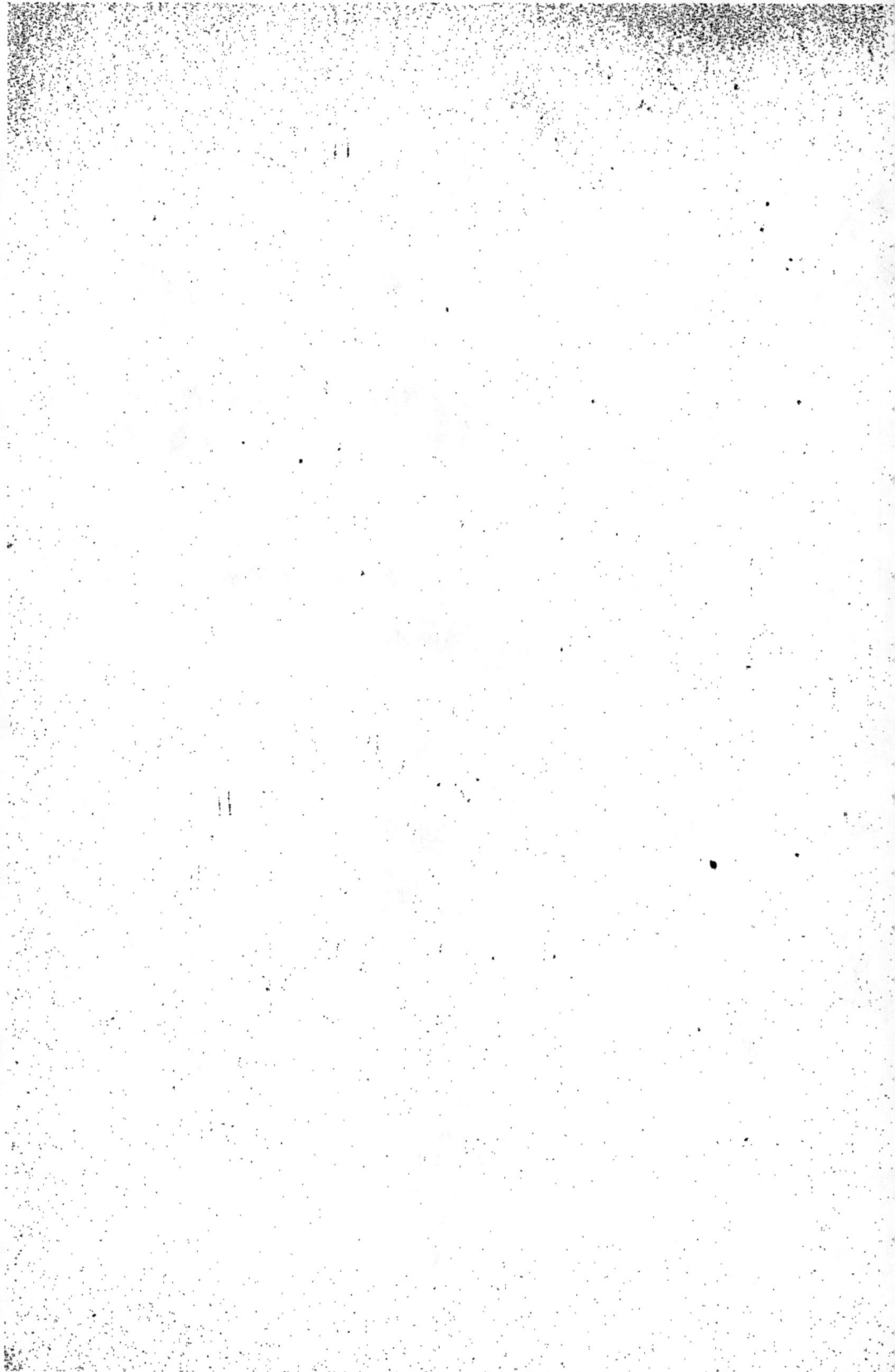

THÈSE

POUR

LE DOCTORAT

PRÉSENTÉE ET SOUTENUE

Par M. BAYLE (Martial-Paul),

Avocat.

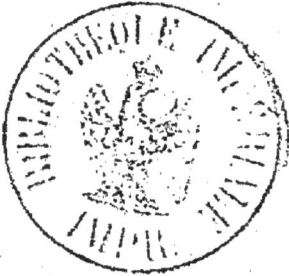

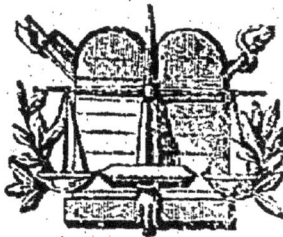

TOULOUSE

Typographie Troyes Ouvriers Réunis

Rue Saint-Pantaléon, 3.

1859.

A LA MÉMOIRE DE MON PÈRE.

A MA MÈRE.

(C.)

DU CONTRAT DE GAGE

En Droit Romain et en Droit Français.

———⸺⸻————

DROIT ROMAIN.

———

PRÉLIMINAIRES.

Dans les antiquités du Droit Romain le débiteur était corporellement tenu envers son créancier; et l'insuffisance de ses biens, lors du paiement, entraînait pour lui privation de la liberté, quelquefois même de la vie, d'après certains auteurs. Les créanciers n'avaient point de causes de préférence; laissés tous sur la même ligne, ils devaient se partager les biens de leur débiteur insolvable proportionnellement aux sommes qu'ils lui avaient prêtées. Aussi la crainte d'un remboursement incomplet faisait souvent mal accueillir les emprunteurs. Il fallut donc trouver un moyen de donner aux créanciers des sûretés sérieuses. Dès lors le débiteur, en retour de l'argent reçu, transportait par *mancipatio* ou *cessio in jure*, *fiduciæ causâ*, la propriété de sa chose sur la tête du créancier, qui prenait l'engagement de retransférer au débiteur, après l'acquittement de la dette, la propriété de l'objet donné en garantie. Et il n'est pas surprenant de voir la *mancipatio* ou la *cessio in jure*, ces modes solennels de transférer la propriété, servir à rendre les créanciers confiants et garantis, surtout si l'on songe que les Romains, toujours soucieux de conserver les anciens principes et les actes solennels, s'étudiaient, à force de subtilité, à les plier aux nécessités des temps.

Mais quelle était alors la position de l'emprunteur ? Et si le créancier avait des sûretés suffisantes, le débiteur était-il suffisamment protégé ? Il avait bien pour recouvrer sa chose l'*usureceptio*, dont il pouvait profiter quand le créancier avait reçu son paiement ou toute autre satisfaction, et même avant le paiement, cette *usureceptio* pouvait, ainsi que le fait remarquer Gaïus, Comm. II, § 60, servir comme *lucrativa usucapio* au débiteur qui ne tenait point la chose du créancier à titre de louage et de précaire (Dans le cas contraire, le créancier paraissait toujours posséder, par l'intermédiaire du débiteur). Toutefois, à côté de cette faculté donnée au débiteur, les inconvénients de ce système étaient grands, et sans remède efficace, lorsque le créancier avait vendu ou donné et livré la chose. Le *dominium*, en effet, par la *mancipatio* ou la *cessio in jure* passait complètement au créancier, qui pouvait dès-lors valablement aliéner la chose reçue du débiteur, et ce dernier, qui après sa libération en réclamait la propriété, en vertu de la clause *de fiducie*, pouvait agir personnellement contre le créancier par son manque de foi ; mais il était impuissant à dépouiller le tiers-acquéreur.

Il fallait encore des réformes pour arriver, sans transport de propriété, à donner au créancier, comme au débiteur, une sécurité complète; à l'un pour les sommes prêtées, à l'autre pour la chose donnée en retour. Aussi le créancier eut seulement sur la chose livrée la possession *ad interdicta*, et le débiteur garda le *dominium* avec la possession *ad usucapionem*. Tels furent les effets du *pignus*.

Puis nous trouvons l'antichrèse, transition possible entre le Pignus et l'hypothèque, mais dont l'origine incertaine défend toute affirmation, l'antichrèse si bien caractérisée par Marcien, dans la loi 11. § 1. D. 20. 1 : Le débiteur donne au créancier *la jouissance* d'un immeuble; celui-ci en perçoit les fruits à la place des intérêts, et retient la possession jusqu'à ce qu'il soit désintéressé. S'il perd la possession, il a une action *in factum*. Le propre de l'antichrèse c'est la compensation des fruits et des intérêts.

Ce n'était point encore assez pour un crédit parfait; un pas de plus était utile, on le fit en s'inspirant de l'action servienne, et l'hypothèque prit naissance. Dès ce moment une simple convention suffit pour donner au créancier une action réelle qui garantissait le paiement sur l'objet engagé, en même temps que la possession et la propriété restaient au débiteur; alors aussi, mais seulement au point de vue de l'exercice de l'action, pas de différence entre le gage et l'hypothèque, que le mot *pignus* désigna indifféremment d'une manière générale (L. 5. § 1. D. 20. 1).

Toutefois, au fond des choses et dans les rapports juridiques, il n'en était pas ainsi, à cause de la diversité de nature et du mode de constitution du *pignus* et de l'hypothèque (L. 9. § 2. D. 13. 7). Le *pignus* exigeait la tradition et créait, comme contrat, certains rapports indépendants de la créance; l'hypothèque, au contraire, simple pacte résultant d'une pure convention, avait une existence subordonnée à celle de la créance. Ainsi, je me crois, à tort, débiteur de Primus, et dans cette fausse persuasion je consens une hypothèque; cette hypothèque, reposant sur une créance illusoire, sera nulle, tandis que si dans la même situation je livre mon esclave à Primus, il y aura *pignus* et obligations réciproques résultant de la tradition.

Cela posé, nous allons nous occuper du *pignus* qui doit être l'objet spécial et exclusif de ce travail.

Définition. — Le gage est un contrat réel synallagmatique imparfait et conséquemment de bonne foi, aux termes duquel le créancier qui reçoit une chose en garantie d'une créance existant en réalité ou n'existant point, peu importe, est tenu de rendre la chose engagée dans son individualité propre, aussitôt que satisfaction lui a été donnée, ou que la créance en vue de laquelle a été consenti le gage, est démontrée n'exister pas.

Cette définition nous servira de cadre. Le gage est un contrat *réel*, ce qui implique tradition : *quelles choses peuvent faire l'objet du contrat de gage ?...*

C'est un contrat synallagmatique-imparfait donc : 1° action *pigneratitia directa* au profit du débiteur contre le créancier gagiste; 2° *ex post facto*, action *pigneratitia contraria* au profit du créancier gagiste contre le débiteur; par conséquent le contrat est de bonne foi : examen au point de vue de l'équité des *obligations respectives des deux parties.*

Le gage est constitué en vue d'une créance : *quelles sont les créances pour sûretés desquelles un gage peut être constitué ?...*

Enfin, événements qui obligent le créancier à *resti-tuer le gage; Satisfaction* à lui donnée, *Prescription...*

CHAPITRE I.

Des choses qui peuvent être constituées en gage.

Nous rappellerons d'abord, qu'à proprement parler, il y a gage quand la chose passe aux mains du créancier (l. 9, § 2, D. 13, 7.)

Le gage se forme *re*, par une tradition; il semble donc qu'il ne peut avoir pour objet que les choses susceptibles de tradition, c'est-à-dire les choses corporelles; aussi pense-t-on généralement que les choses incorporelles, telles que les servitudes rurales, l'usufruit, l'emphythéose, n'ont pu servir de garantie aux obligations qu'à partir de l'introduction du pacte d'hypothèque. Cependant, la manière dont s'exprime Marcien dans la loi 11. § 3. D. 20. 1, est de nature à faire douter de la vérité de cette doctrine : « *Jura prædiorum urbanorum,* » dit-il, *pignori dari non possunt : Igitur nec convenire* » *possunt, ut hypothecæ sint.* » De telle sorte que d'après Marcien, si les servitudes urbaines ne peuvent pas être constituées par hypothèque, c'est parce qu'elles ne peuvent pas être l'objet d'un *pignus* proprement dit ; donc, par arg. *à contrario*, peut-on conclure, puisque les servitudes rurales sont au contraire susceptibles d'être constituées par hypothèque, c'est qu'elles pouvaient être l'objet d'un *pignus* proprement dit ; par conséquent, même avant l'introduction du pacte d'hypothèque, le *pignus* pouvait avoir pour objet certaines choses incorporelles telles que les servitudes rurales, et reste la question de savoir comment ce résultat était possible et comment il ne s'étendait pas aux servitudes urbaines.

Voici, dit-on, la raison de cette différence : la garantie résultant de la constitution de gage consiste dans la possibilité pour le créancier de réaliser facilement la vente de l'objet engagé ; or, il faut remarquer qu'il ne s'agissait pas de constituer au profit du créancier une servitude rurale actuellement créée, mais de lui donner, à titre de gage, le droit de constituer dans l'avenir, à défaut de paiement du prix, une servitude rurale au profit de l'un des propriétaires voisins du fonds servant appartenant au débiteur. Et, il est facile de comprendre qu'une servitude de cette nature puisse convenir en même temps à plusieurs voisins qui auront grand intérêt à l'acquérir ; la vente en sera dès lors facile, et le but du gage sera par cela même atteint. Au contraire, une servitude urbaine ne peut en général convenir qu'à un seul voisin qui pourra même ne pas avoir intérêt à l'acquérir ; la vente de cette servitude ne sera donc guère possible, et par suite le résultat que s'étaient promis les contractants ne sera pas obtenu, et voilà pourquoi la loi 12 D. 20 1. permet de constituer à titre de gage uniquement les servitudes rurales, *propter utilitatem contrahentium*, comme dit Paul.

Cette explication n'est pas satisfaisante, car l'*utilitas contrahentium* se retrouve aussi-bien lorsqu'il s'agit de constituer une servitude urbaine, et la difficulté plus ou moins grande pour le créancier de vendre à l'un des voisins une servitude urbaine, ne semble pas une raison suffisante de soustraire ces servitudes aux règles admises pour les servitudes rurales. En effet, la vente, quoique plus difficile, n'est cependant pas impossible ; et d'ailleurs, si le créancier a voulu se contenter comme garantie du droit de constituer, à défaut du prix, une servitude urbaine, pourquoi ne pas valider cette convention ?.. Cherchons donc ailleurs la raison de décider. Il ne faut pas perdre de vue que le contrat de gage se forme *re*, par la tradition de la chose ; par conséquent, il est nécessaire que l'objet du contrat soit susceptible de tradition ou tout au moins de quasi-tradition. Or, il est digne de remarque qu'à ce point de vue les servitudes rurales se prêtent seules à la combinaison indiquée par Paul dans la loi 12 précitée ; en effet, la convention est ainsi conçue, UT QUAMDIU PECUNIA SOLUTA NON SIT, EIS SERVITUTIBUS CREDITOR UTATUR, *scilicet si fundum vicinum habeat, et si intra diem certum pecunia soluta non sit vendere eas vicino liceat.* Remarquons que c'est le droit d'user provisoirement de la servitude au profit de son fonds voisin qui constitue, à proprement parler, le gage conféré au créancier et que ce n'est qu'à défaut de paiement à l'échéance qu'il pourra vendre ce droit à un propriétaire voisin. Or, les servitudes rurales s'exerçant par le fait de l'homme, sont susceptibles d'une quasi-tradition immédiate résultant de la *patientia* du propriétaire du fonds servant, il y a donc eu véritablement contrat qui s'est formé *re* entre les parties. Mais un résultat semblable ne pouvait être obtenu pour les servitudes urbaines. Il ne saurait évidemment y avoir du doute pour les servitudes urbaines négatives, *altius non tollendi*, etc. Il est manifeste, en effet, que ces sortes de servitudes étant incompatibles avec toute idée de tradition ou de quasi-tradition, ne sauraient être l'objet d'un contrat qui se forme *re*.

Quant aux servitudes urbaines positives, c'est la raison tout-à-fait contraire qui constitue la même solution : elles sont trop susceptibles de quasi-tradition, si nous pouvons nous exprimer de la sorte. Ainsi, la servitude *tigni immittendi* est évidemment susceptible de quasi-tradition ; mais, de deux choses l'une, ou le créancier à qui l'on a conféré à titre de gage le droit de constituer une semblable servitude, possède un fonds voisin, ou il n'en possède pas. Dans le second cas, le contrat *re* est impossible ; dans le premier, il faut de toute nécessité pour que ce contrat se forme, qu'il y ait eu immédiatement exercice du droit d'appui au profit du fonds du créancier ; or, si ce dernier n'est pas payé, il ne peut pas sans dégrader sa maison transférer à un autre voisin le droit d'appui dont il s'agit, et s'il est payé, il ne peut, sans le même inconvénient, faire remise de ce droit au débiteur. D'ailleurs ce ne serait pas taxativement la même servitude qu'il vendrait au voisin ; or, les servitudes urbaines sont individualisées en quelque sorte par l'objet auquel elles s'appliquent, tandis que les servitudes rurales sont toujours les mêmes et s'exercent de la même manière n'importe au profit de quel fonds. Par conséquent, voici comment, en résumé, il faut expliquer les lois 11, § 3 et 12 D. 20. 1 :

On se demande si les servitudes prédiales peuvent faire l'objet d'un *pignus* ; la raison de douter vient de ce qu'elles constituent des droits incorporels; mais, à partir du moment où la théorie de la quasi-tradition a été admise, l'*utilitas contrahentium* a permis de résoudre affirmativement la question en ce qui touche les servitudes rurales, et au contraire, pour les servitudes urbaines, comme il y a impossibilité à concevoir leur exercice provisoire par le créancier, elles ne peuvent former l'objet ni d'un gage, ni d'une hypothèque.

La vente possible de l'usufruit semblait autoriser sa constitution en *pignus* (l. 9, § 1, D. 20 1); aussi voyons-nous le prêteur sanctionner ce résultat en donnant au créancier, qu'il juge aussi digne d'intérêt que le vendeur, une exception pour repousser l'action du propriétaire (l. 11, § 2. D. 20, 1). Cependant, pour bien comprendre les effets d'un gage portant sur un usufruit, il faut distinguer entre la constitution d'un *pignus* sur le droit lui-même; et sa constitution sur l'immeuble, objet du droit (l. 1, Cod. 8, 24). Ainsi, Primus donne en gage à Secundus mon fonds dont l'usufruit seulement lui a été par moi constitué en *pignus*; Secundus vend ce fonds : la vente ne peut me nuire, car Secundus, comme Primus, ne pouvait disposer que de l'objet du gage, à savoir : de l'usufruit. Au contraire, je donne mon fonds en gage à Primus, qui le cède au même titre à Secundus; l'aliénation faite par ce dernier sera valable, pourvu toutefois qu'elle ait eu lieu avant ma libération.

Quid des créances? Pouvait-on donner un *nomen* en gage? Il suit de la loi 18 pr. D. 13. 7, qu'on ne pouvait réellement pas concevoir la dation en gage d'une créance; seulement la convention faite dans ce but paraît avoir été assimilée à un mandat donné au créancier d'agir contre le débiteur du débiteur. Si l'objet était de l'argent, le créancier compensait avec ce qui lui était dû, mais il le gardait à titre de gage si c'était un objet quelconque. (L. 18. pro. D. 13. 7).

La constitution de l'hypothèque au contraire, rendit aisée à concevoir son application directe à la créance, c'est-à-dire au droit d'action.

Voilà pour les choses incorporelles.

D'après tout ce que nous venons de voir, il ne serait pas exact de dire que le *pignus* peut seulement se concevoir sur les objets susceptibles de tradition, et la véritable formule est celle-ci : on peut constituer un *pignus* sur tous les objets même incorporels susceptibles d'être vendus, sauf l'exception relative aux servitudes urbaines, exception dont nous avons indiqué les motifs.

Quant aux choses corporelles, le *pignus* exigeait leur existence actuelle dans le patrimoine du débiteur et ne pouvait, contrairement à l'hypothèque, avoir des choses futures pour objet. (L. 15. pro. D. 20. 1). D'autre part, la chose donnée en gage devait être *in commercio* d'une manière absolue, et nous trouvons dans la loi 1, § 2. D. 20. 3, ce principe appliqué aux fonds litigieux qu'on ne pouvait avoir ni en gage ni en propriété.

Les choses hors du commerce d'une manière relative peuvent néanmoins être données en gage à ceux pour qui elles ne sont pas *in commercio*. (L. 24. D. 20. 1). Celui par exemple qui remplit des fonctions civiles ou militaires dans une province peut y recevoir en gage un immeuble qu'il est dans l'impossibilité d'acquérir d'après les lois 62. pro. D. 18. 1. 9 et 13. D. 49. 16. Il en est de même pour les administrateurs relativement aux choses sur lesquelles porte leur administration : l'impossibilité d'acquérir résultant des lois 46. D. 18. 1. et et 2. § 1. D. 50. 8, n'entraîne pas celle de recevoir à titre de *pignus*.

Remarquons toutefois que les juifs ne pouvaient en aucune façon posséder soit *ad interdicta* soit *ad usucapionem* des esclaves chrétiens (l. 1. Cod. 1. 10.) sur lesquels un *pignus* ne pouvait pas non plus être constitué à leur profit.

Le *pignus* ne s'applique ni aux enfants de famille ni aux hommes libres (l. 5. D. 20. 3, Paul. suiv. l. 5. l. § 1); cependant, le prisonnier racheté de l'ennemi reste lié à titre de gage envers le rédempteur jusqu'à ce qu'il l'ait désintéressé.

Enfin, de ce que le *pignus* peut atteindre tout ce qui est susceptible d'être vendu, il suit qu'on peut donner en gage la chose d'autrui. (L. 22. § 2. D. 13. 7). On ne peut pas cependant l'hypothéquer.

CHAPITRE II.

§ 1. — Entre quelles personnes et comment peut intervenir le contrat de gage.

Qui peut donner, qui peut recevoir un gage? Notre point de départ est la loi 9. § 1. D. 20. 1. C'est toujours, en effet, pour les choses la possibilité d'être l'objet d'un contrat de vente, et pour les personnes la faculté de vendre, qu'il faut envisager. Ainsi toute personne qui peut aliéner d'une manière générale, et spécialement *rem tradere* est capable de constituer un *pignus*.

Nous disons, toute personne qui a la capacité d'aliéner d'une manière générale; donc le pupille ne peut donner en gage sans l'autorisation de son tuteur. (L. 1. pro. D. 20. 3). L'esclave et le fils de famille qui ont obtenu la libre administration du pécule, peuvent le donner en gage (ll. 18. §§ 4 et 19. D. 13. 7.), mais seulement à celui qui est devenu créancier à l'occasion du pécule, comme l'indique la loi 1. § 1. D. 20. 1, qui peut aussi s'interpréter en ce sens que le fils de famille et l'esclave ne peuvent pas constituer un gage pour garantir la dette d'autrui. En dehors du pécule, l'esclave ne peut constituer un gage qu'avec le consentement formel de son maître (argument tiré de la loi 29. § 3. D. 20. 1). Il résulte encore de cette loi que l'esclave qui, par la volonté de son maître, oblige, *pignoris jure*, l'entier patrimoine de ce dernier, se trouve lui-même compris dans le gage.

Nous avons ajouté qu'il fallait pouvoir *rem tradere* ; le vendeur, en effet, contracte l'obligation de livrer la chose, et l'assimilation tirée de la loi 9. § 1. D. 20. 1, nous amène pour la constitution du *pignus* à exiger la tradition de l'objet engagé ; or, rien ne s'oppose à ce qu'on livre la chose d'autrui, surtout si en fait on en est détenteur ; donc le *prædo* ou le possesseur de mauvaise foi peut donner en gage.

Pareillement, l'usufruitier, l'emphythéote, et le superficiaire peuvent donner en gage le fonds objet de leur droit, pendant un laps de temps limité à la durée de leur droit lui-même.

Si maintenant nous examinons la question au point de vue de celui qui reçoit le gage, il nous sera facile de reconnaître la nécessité où se trouve le créancier gagiste lui-même d'avoir la faculté de s'obliger (loi 38. D. 13. 7.) Le *pignus* est, en effet, un contrat synallagmatique imparfait pouvant éventuellement rendre débiteur, *ex post facto* celui en faveur de qui il est intervenu.

Quid de l'esclave et du fils de famille ? Pas de difficulté s'ils agissent dans les limites de leur pécule, car ils sont alors censés agir en vertu d'un ordre du maître (l. 28 § 1. D. 13. 7). Mais dans l'hypothèse où ils se trouvent agir en dehors du pécule, l'esclave ou le fils même, en stipulant pour le compte du maître ou du père, seront inhabiles à recevoir un gage ; car autre chose est la stipulation, autre chose le *pignus* ; et l'esclave ne peut pas *de plano* engager son maître dans les liens d'un contrat synallagmatique.

Il en serait autrement du pacte d'hypothèque adjoint à une stipulation faite au profit du maître ; ce pacte, en effet, ne peut exposer le maître à aucune obligation.

Le contrat de gage peut intervenir entre absents (l. 23. § 1. D. 20. 1) : c'est-à-dire que le consentement nécessaire à ce contrat peut être échangé *per nuntium aut per epistolam* ; quant à la tradition nécessaire à la perfection du contrat, elle peut avoir lieu par l'intermédiaire d'un représentant *sui juris* ou sous-puissance, peu importe, puisque l'un à l'égal de l'autre peut nous faire acquérir la possession (l. 3. § 12. D. 41. 2) Ainsi donc, le consentement peut être échangé par l'intermédiaire d'un *nuntius* ou d'une *epistola*, mais non par le moyen d'un représentant libre (l. 11. § 6. D. 13. 7), qui peut seulement nous faire acquérir la possession de l'objet donné pour garantir l'exécution d'une obligation déjà née.

Nec obst. la loi 2 1. D. 20. 1. En effet, dans cette loi il ne peut être question que de l'hypothèque, ainsi que l'indique formellement l'expression *convenerit* ; or, en matière de pacte d'hypothèque, il faut uniquement se préoccuper *de la volonté* et non de la tradition qui n'y entre pour rien, comme cela résulte de la loi 16. § 1. D. 20. 1. Mais quand il s'agit de *pignus* proprement dit, la tradition est précisément le fait juridique qui doit engendrer les rapports obligatoires, et il faut s'en tenir au principe posé par Ulpien dans la loi 11. § 6. D. 13. 7 :

voilà pour l'époque classique. *Justinien décida* que l'obligation résultant du *pignus* pourrait être acquise même
par l'intermédiaire d'un représentant libre (l. 2. Cod.
4. 27.)

§ 2. — Des vices du consentement dans la cons-
titution du pignus.

Violence. — *Dol.* — *Erreur.*

Nous avons vu que le *pignus* était un contrat rè exigeant la tradition comme élément générateur de certains
rapports juridiques ; nous avons constaté aussi la nécessité du consentement pour la formation de ce contrat ;
reste donc à examiner quelles conséquences résultent
de la production de certains faits pouvant vicier le consentement des parties.

I. D'abord il est clair que si le créancier avait forcé le
débiteur par *violence* à lui conférer un gage, il n'y aurait
pas là *pignus* constitué, car la tradition doit être volontaire ; par conséquent le débiteur pourra réclamer sa
chose par l'action en revendication, et le créancier ne
pourra pas opposer un droit de rétention.

II. Pour le *dol*, il paraît difficile d'en concevoir un
ayant pour objet d'amener le débiteur à donner un gage ;
cependant on peut trouver l'hypothèse où le débiteur
ayant encore un délai assez long pour payer, a été, par
les manœuvres dolosives du créancier, conduit à penser
que la créance est dores et déjà exigible ; alors le créancier offre au débiteur un supplément de délai, à la condition qu'il lui donnera un gage. Il y a dans ce fait dol

principal par rapport au contrat de gage qui , ce semble, se trouve vicié, et par suite non pas nul *ipso jure*, mais seulement rescindable ; et comme le contrat est de bonne foi, cette rescision s'opèrera *ipso jure*, c'est-à-dire que le débiteur n'aura pas besoin de faire insérer l'exception de dol si le créancier agit en vertu de l'action *pigneratitia contraria*. Quant au créancier qui aurait frauduleusement obtenu la concession du gage, il sera rigoureusement tenu de restituer la chose, et devra être traité comme possesseur de mauvaise foi ; à moins que le débiteur n'ait consenti à ratifier le contrat entaché de dol, auquel cas il faut appliquer les règles générales qui régissent le *pignus*.

III. L'*erreur* peut porter sur la substance ou la qualité de la chose ou bien sur sa propriété. Lorsque dans les contrats, en général, l'erreur porte sur la substance de l'objet, le contrat est nul en principe (l. 9. § 2. D. 18. 1) ; mais il est évident que cette règle est inapplicable au contrat pignoratif qui se forme *re;* si donc, au lieu d'un objet d'or qu'on devait me donner en gage, c'est un objet d'airain qu'on me livre, ce dernier n'en sera pas moins réellement engagé. (L. 1. § 2. D. 13. 7.) Le créancier, en effet, n'a aucune espèce d'intérêt à ce que le contrat soit nul, c'est tout simplement l'application de la règle, *ignorantia facti non nocet;* d'ailleurs, dans tous les contrats *re*, il suffit que la chose ait été livrée pour qu'il ait *perfectum negotium*.

Voyons maintenant ce qu'il faudra décider pour le cas où l'erreur porte sur la propriété de la chose. D'abord il est certain, comme on l'a vu, que l'on peut donner en gage une chose dont on n'est pas propriétaire et que l'on possède de bonne foi ; mais que déciderons-nous

2

dans l'hypothèse, où l'on deviendrait détenteur gagiste de sa propre chose ? Le contrat sera nul (l. 45. D. 50. 17.); d'où la conséquence intéressante signalée par la loi 29. 13. 7. Primus, dit Julien, a de bonne foi acheté la chose d'autrui; il la donne en gage à Secundus, qui lui en laisse la jouissance à titre de précaire; plus tard le vrai propriétaire de la chose institue Secundus héritier; alors le *pignus* cesse d'exister et il ne reste que la jouissance précaire de Primus dont l'usucapion se trouve interrompue.

CHAPITRE III.

Des créances qui peuvent être garanties par un pignus.

Nous avons dit que les rapports contractuels qui résultent de la constitution de gage sont complètement indépendants de la créance, qu'elle soit non valable ou même inexistante; il semble donc superflu d'établir des distinctions impuissantes à modifier les effets du *pignus*. Mais il n'en est pas ainsi, à cause de certains droits particuliers, tels que les droits de rétention et de vente qui compètent au créancier gagiste, et la question est de savoir quels caractères doit revêtir une créance pour que le créancier gagiste soit investi de ces droits particuliers.

En principe, toute espèce de créance peut être garantie par un *pignus*, peu importe que son objet soit de l'argent ou même un simple fait (l. 9. § 1. D. 13. 7 et 5 *cod. tit.*); que l'obligation soit civile ou naturelle, (L. 14. § 1. D. 20. 1.), elle est également garantie. *Nec obst.*, malgré les doutes de quelques commentateurs, la loi 2. D. 20. 3 Dans cette loi, si le propriétaire du gage peut opposer l'exception du sénatus-consulte Macédonien comme aurait pu le faire le débiteur principal, c'est parce qu'il n'avait pas entendu intervenir pour garantir le créancier contre les effets de l'incapacité du débiteur.

Nec obst. encore la loi 60. D. 12. 6. Donc l'obligation naturelle peut servir de base à un gage. Mais, dit-on, il résulte de la loi 19. D. 20. 4, que le créancier qui veut exiger le paiement du détenteur du gage est obligé de céder son action. Or, dans notre hypothèse la dette étant naturelle, il n'y a point d'action à céder, par conséquent le créancier ne peut pas exiger le paiement, puisqu'il n'a pas à céder l'action que le détenteur du gage est en droit d'exiger. Pour répondre à cela, il suffit de remarquer que le créancier hypothécaire cède son droit tel quel (*jus nominis*), et dans l'espèce rien ne s'oppose à ce que cela ait lieu.

La loi 5. D. 20. 1. que nous avons déjà citée, permet également la constitution d'un gage pour sûreté d'une obligation à terme ou conditionnelle. Remarquons toutefois que le *pignus* destiné à garantir une créance conditionnelle est forcément pur et simple comme tous les contrats *re* , tandis que le pacte d'hypothèque serait conditionnel. (L. 13. § 5. D. 20. 1).

On peut donner en gage pour sa propre obligation ou pour celle d'autrui. (L. 5. § 2. D. 20. 1.) Dans ce dernier cas, vis-à-vis du créancier gagiste, l'opération sera toujours un contrat pignoratif, et pourra au contraire revêtir divers caractères dans les rapports du débiteur principal avec le propriétaire de la chose donnée en gage. (L. 19. § 1. D. 19. 5.)

Le gage doit d'ailleurs être donné exclusivement au véritable créancier et *l'adjectus solutionis causâ* n'a point qualité pour le recevoir (L. 23. D. 20. 1).

Si l'obligation garantie était nulle, inexistante ou paralysée par une exception perpétuelle, il y aurait toujours lieu aux rapports contractuels résultant du gage, c'est-à-dire aux actions *directa* et *contraria*; seulement dans cette hypothèse, le créancier ne pourra plus exercer le droit de rétention (L. 25. D. 20. 1); les autres effets peuvent d'ailleurs se produire et c'est uniquement à l'égard du droit de rétention que l'action *pigneratitia* n'a pas lieu.

CHAPITRE IV.

Effets du Pignus.

La propriété de la chose engagée demeure toujours au débiteur propriétaire du gage; par conséquent les fruits qu'elle produit doivent tourner au profit du débiteur à qui le créancier doit en rendre compte. Nous trouvons diverses applications de ces principes dans les lois 40 prœ. D. 13. 7. 7. § 2. D. 20. 5. 1 et 3 Cod. 24. 1. De même aussi les accessoires de la chose engagée, quand même ils n'ont pas le caractère de fruits, doivent toujours appartenir au propriétaire, c'est-à-dire au débiteur. En effet, la loi 29. § 1, D. 20. 1, dit que le part des esclaves donné en gage sera lui-même soumis au droit de gage, pourvu que la propriété de ce part soit de nature à tomber dans le patrimoine du débiteur, en d'autres termes, si le part a été conçu alors que la mère était la propriété du débiteur ; c'est d'ailleurs l'application de principes mentionnés L. 1. Cod. 8. 25 : *partus pignori*.

De ce que le débiteur demeure toujours propriétaire de la chose par lui engagée, il suit qu'il peut toujours l'aliéner.

La vente, en effet, n'empêche pas l'exercice des droits du créancier gagiste ; seulement, il faut remarquer que le débiteur ne pourra pas, au préjudice du créancier, conférer utilement la liberté à l'esclave par lui donné en gage. Cependant, lorsqu'il s'agit du gage tacite attribué au bailleur sur les choses apportées par le locataire d'un fonds urbain (*invecta et illata*), l'esclave qui s'y trouve compris peut être valablement affranchi. (L. 6. D. 12. 5). Il en serait autrement s'il s'agissait d'un esclave conduit par le colon sur le fonds rural, car alors on suppose un engagement formel et non pas tacite. (L. 5. Cod. 4. 45).

Il est donc établi que le débiteur demeure propriétaire de la chose donnée en gage et n'en transporte au créancier que la possession *ad interdicta* (L. 26. D. 41. 3, gardant lui-même celle *ad usucapionem*, comme cela résulte de la loi 26. D. 41. 3 précitée, et de la loi 33. § 4. D. *cod. tit.* Le débiteur usucape dont contrairement à la maxime de la loi 25. D. 41. 3, et il en est ainsi précisément dans l'intérêt du créancier dont le gage pourrait être illusoire, si le débiteur voyait son usucapion interrompue. Il suit de là que même quand le débiteur aurait reçu à titre précaire de la part du créancier la chose engagée à ce dernier, il n'en continuerait pas moins d'usucaper, par la raison donnée dans la loi 36 D. 41. 2. Le débiteur gagiste, en effet, pouvant usucaper même sans avoir la *corporis possessio*, il serait absurde que le fait d'avoir obtenu non la *corporis possessio*, mais la *nuda detentio* de l'objet engagé, rendit l'usucapion impossible. Il faut donc reconnaître que malgré la dation à titre de *pignus*, le débiteur conserve la possession *ad usucapionem*; le créancier gagiste sera lui aussi devenu possesseur juridique du gage, mais seulement *ad interdicta*.

De graves difficultés théoriques se sont élevées sur le point de savoir quel est le caractère de la possession attribuée au créancier gagiste. La difficulté résulte de cette circonstance que le créancier gagiste est traité comme possesseur juridique d'une chose dont cependant il n'a pas le droit de s'attribuer la propriété, d'une chose pour laquelle il n'a pas l'*animus domini*.

D'abord, il faut partir de ce principe que la possession doit être définie : le fait de détenir une chose *cum animo hanc rem sibi habendi* et non pas *animo domini*, arg. tiré de la l. 41. D. 41. 2, de laquelle il résulte que si celui qui est entré dans un fonds *jure familiaritatis* ne possède pas, ce n'est point parce qu'il lui manque l'*animus domini*, car le texte n'en parle pas, mais parce qu'il n'a pas eu l'*animus rem sibi possidendi*; en d'autres termes, doit être réputé possesseur juridique, celui qui possède une chose pour son propre compte, quand même il n'aurait pas l'*animus domini*. Il n'est donc pas nécessaire, pour expliquer la possession du créancier gagiste, de le considérer comme ayant une *juris possessio* qui aurait pour objet le droit incorporel résultant du gage, de même que la quasi-possession de l'usufruitier a pour objet le droit incorporel résultant de la constitution d'usufruit.

D'après d'autres auteurs, il faudrait admettre, au contraire, que le créancier gagiste a réellement l'*animus domini*, car il a véritablement en vue l'aliénation éventuelle du gage, qui pourra résulter, à son profit, du non paiement à l'échéance : c'est-à-dire que le créancier détient le gage, en vue de l'exercice éventuel de la prérogative la plus éminente du *dominium*, la capacité d'aliéner. Ce raisonnement est trop subtil pour pouvoir être sérieusement considéré comme étant entré dans l'esprit si pratique des jurisconsultes romains. Il vaut mieux admettre avec M. de Savigny que le créancier gagiste n'a qu'une possession dérivée, que la constitution en gage crée, au profit du créancier, une aliénation complète du *jus possessionis* qui appartenait au débiteur ; que c'est uniquement par faveur, et seulement dans l'intérêt du créancier, que l'un des éléments du *jus possessionis*, à savoir la *possessio ad usucapionem*, qui aurait dû disparaître, a été conservé au débiteur, tandis que la *possessio ad interdicta* a seulement été transportée au créancier, et que c'est en son propre nom que le créancier peut dorénavant recourir aux interdits. La théorie de M. de Savigny trouve sa complète justification dans quelques textes, qui n'ont pas été invoqués dans la discussion,

D'abord, il est bien certain, en ce qui touche la *possessio ad usucapionem*, que le débiteur gagiste continue d'avoir la *corporis possessio* par l'intermédiaire du créancier, comme cela résulte de la loi 13 præ. D. 41. 3, et avec une évidence bien plus complète de la loi 33. § 4. D. 41. 3, dans laquelle nous voyons que le débiteur gagiste, *quantum attinet ad usucapionem*, se trouve, par rapport au créancier gagiste, assimilé au *commodans* ou au *deponens*. Ainsi, *quantum attinet ad usucapionem*, le créancier gagiste se trouve assimilé au dépositaire et au commodataire, de façon que c'est toujours le débiteur gagiste qui possède *ad usucapionem corpore alieno*. Mais, d'après les principes ordinaires, lorsque celui qui possède *corpore alieno*, le *commodans*, par exemple, rentre dans la possession de l'objet prêté, il continue de posséder *corpore suo* ; donc, pourrait-on dire, si le débiteur gagiste obtient du créancier la possession précaire du gage, il possédera *corpore suo*. Il n'en est pas ainsi : la loi 36, D. 41, 2, nous prouve que, même dans cette hypothèse, c'est le créancier qui demeure possesseur, que le débiteur est seulement détenteur précaire ; que s'il possède *ad usucapionem*, c'est toujours *corpore alieno* par l'intermédiaire du créancier, et que seulement il a obtenu, par faveur, de jouer le rôle de cet intermédiaire. Mais quelle est la circonstance qui a pu créer une position aussi singulière? C'est uniquement la volonté des parties, servant de base au contrat de gage. Il ne faut pas perdre de vue, en effet, que le *pignus* se forme toujours par une simple tradition, que dans la tradition il faut tenir compte de la volonté du *tradens*, qui est prépondérante en cette matière. Or, le *tradens* a entendu transférer à l'*accipiens* la possession juridique de la chose, déduction faite de la faculté de l'usucaper, et comme l'*accipiens*, c'est-à-dire le créancier gagiste, s'est trouvé par la tradition constitué réellement possesseur de la chose, il a eu désormais l'intention de la détenir pour son compte ; il a eu l'*animus sibi habendi*, et, à ce titre, il s'est trouvé directement autorisé à recourir aux interdits ; mais il n'a jamais eu l'*animus domini*; il n'a jamais pu invoquer l'usucapion, et à ce point de vue il a possédé pour le compte du *tradens*, c'est-à-dire du débiteur. Toujours est-il cependant que la *possessio ad interdicta* dérive uniquement de la volonté du *tradens*.

Ainsi donc, le créancier gagiste possède *ad interdicta* et le débiteur *ad usucapionem*. Cette division sur deux têtes différentes des éléments de la possession, pourra créer des situations juridiques, en apparence bizarres, telle, par exemple, celle prévue par la loi 1. § 15. D. 41 2, où l'esclave donné en gage n'a acquis la possession ni au créancier, ni au débiteur, comme le prouve la loi citée et le confirme la loi 37 au prœ. 41, 1; de telle sorte qu'il semblerait n'y avoir dans cette hypothèse aucune acquisition de possession possible par l'intermédiaire de cet esclave. Ces deux lois signifient tout simplement que l'esclave *corporaliter pignori datum*, n'acquiert de plein droit la possession à personne, c'est-à-dire que, de plein droit, il ne peut pas servir d'instrument d'acquisition, soit au créancier, soit au débiteur; mais, en fait, il pourra acquérir la possession à celui des deux qui lui aura donné mandat, et au nom duquel il aura réellement acquis la possession. Arg. tiré de 1. 34. § 2. D. 41. 2, et 31. § 2. D. 41. 3. En effet, dans notre hypothèse, l'esclave donné en gage, considéré comme instrument d'acquisition, n'est possédé par personne, ni par le créancier, puisqu'il le possède *tantum ad interdicta*, ni par le débiteur, qui le possède, *tantum ad usucapionem*; donc il n'acquiert, en principe, la propriété à aucun des deux, mais seulement à celui *cujus nomine possessionem adeptus fuerit*.

Remarquons qu'à partir de l'introduction du pacte d'hypothèque le *pignus* donna au créancier qui avait perdu la possession, l'action hypothécaire, c'est-à-dire le droit de suite, à la condition que la chose fit partie du patrimoine du débiteur au moment de la constitution du *pignus*. Avant l'introduction de ce pacte, il n'avait que les interdits pour recouvrer la possession de la chose engagée.

CHAPITRE V.

Droits et obligations du créancier gagiste.

La possession que nous avons reconnue au créancier gagiste ne lui donne pas le droit de détourner à son profit les fruits ou services de la chose engagée; un pareil fait constituerait un *furtum usus*, d'après la loi 51. D. 47. 2. Il ne faut pas croire cependant que cette loi permette au créancier-gagiste de laisser la chose improductive; elle lui défend uniquement de s'en appliquer les revenus. Le créancier, comme nous le verrons, est tenu de la *diligentia*, et par suite, de faire produire des fruits à une chose frugifère qu'il a reçue en gage. Il en résulte qu'il peut louer la chose engagée (l. 23, D. 20. 1), à la charge d'en imputer le produit sur la créance (l. 23. § 3. Cod. 4. 24), et encore que les revenus de la chose pourront quelquefois éteindre la créance elle-même; dans ce cas, le gage sera libéré *ipso jure* (l. 1. Cod. 8. 28).

Les droits du créancier gagiste consistent principalement dans le droit de rétention pour arriver au paiement des impenses que lui aurait occasionnées la chose engagée, et aussi pour obtenir le montant de la créance lorsque l'action, dérivant du contrat primitif, est devenue impossible.

Lorsque le *pignus* remplaça la *fiducie*, le droit de rétention était le seul moyen qu'avait le créancier d'obtenir satisfaction pour les dommages et les impenses résultant de la possession de l'objet engagé ; mais quand l'action *pigneratitia contraria* lui eût été accordée (ce qui dut promptement avoir lieu), le droit de rétention ne joua plus qu'un rôle très-secondaire, puisque cette nouvelle action permettait au créancier de se faire indemniser. Cependant le droit de rétention ne disparut point, et restant à côté de l'action *contraria*, il continua, dans certaines hypothèses, à être le seul utile moyen d'action du créancier (l. 8. D. 13. 7). D'après la loi 8. D. 13. 7, l'exercice du droit de rétention est subordonné à la validité du contrat de gage, en ce sens que la nullité radicale du contrat de gage (ayant, par exemple, une chose hors du commerce pour objet), empêche le droit de rétention ; mais il ne faut pas appliquer cette loi au cas où le contrat de gage est entaché d'une certaine irrégularité qui ne le prive pas cependant de tous ses effets : exemples, l. 1. Cod. 8. 16 ; l. 1. Prœ. D. 20. 1 ; d'où l'on peut tirer cette règle générale, que le droit de rétention a lieu chaque fois que le droit d'action est refusé au créancier par suite de quelque irrégularité.

L'exercice du droit de rétention suppose, de la part du débiteur, l'exercice du droit d'action ; il suppose, de plus, que l'exercice de l'action est fondé, sans quoi il ne serait pas nécessaire d'invoquer la rétention ; donc, il suppose la satisfaction du créancier. De là résulte nécessairement que le droit de rétention ne peut avoir logiquement pour cause que les remboursements à faire au créancier pour les impenses et les dommages qui sont le résultat de la détention de la chose oppignorée et jamais le montant de la créance. Mais la loi 1 Cod. 8. 27, autorise l'exercice du droit de rétention, et pour la créance et aussi pour avoir paiement d'autres créances chirographaires qui n'auraient point été l'objet du gage ; seulement, il nous semble que ce droit de rétention ne pourra être exercé ni pour les créances garanties par un gage spécial, ni pour celles qui auraient été contractées en même temps que la créance faisant l'objet direct du gage ; car dans toutes ces hypothèses, il est manifeste que le créancier a tacitement renoncé à user du droit de rétention pour toutes les créances autres que celle que le gage était spécialement destiné à garantir.

Nous devons faire remarquer, en résumé, que le droit de rétention s'exerce pour toutes les causes qui pourront donner naissance à l'exercice de l'action *contraria* dont nous parlerons bientôt.

Comment cesse le droit de rétention. — Ce droit cesse 1° par l'abus de la chose fait par le créancier (L. 24. § 3. D. 13. 7,) ; 2° par le paiement intégral ; 3° par la renonciation ; 4° par l'abandon volontaire de la possession au profit du débiteur, pourvu que ce ne soit pas à titre précaire.

Quid, si le créancier a restitué par erreur la chose au débiteur ? Aura-t-il *la condictio indebiti* pour obtenir paiement des impenses par lui faites ? Évidemment non, par arg. tiré de la loi 33. D. 12, 6 ; mais il sera possible d'appliquer la règle posée par la loi 40. § 1. *eod.*

tit., et de lui accorder tout au moins la *condictio in-certi*.

Le droit de rétention peut-il s'éteindre par la prescription? Il est clair que non, puisque ce droit ne consiste pas *in agendo*.

Il suit de là que, sauf les hypothèses qui précèdent, le droit de rétention est perpétuel et peut survivre même à la prescription de la créance, même à la prescription de l'action *contraria*, et c'est principalement alors qu'il sera utile pour obtenir le paiement de la créance et non pas seulement celui des impenses.

De la vente du gage par le créancier. — Sous un droit rigoureux, on avait permis au créancier de stipuler qu'à défaut de paiement de l'obligation, la chose engagée lui appartiendrait (Vatic. frag.). L'expérience ne tarda pas à montrer l'abus de cette *lex commissoria* ; néanmoins, il fut toujours convenu qu'à défaut de paiement, le gage serait vendu au créancier pour un juste prix, ultérieurement fixé (L. 16. § 9. D. 20. 1). Mais, en général, le créancier avait seulement le droit de vendre la chose engagée, après avoir fait au débiteur certaines dénonciations et observé un certain délai. Sous l'empire de la fiducie, le créancier pouvait aussi, nonobstant toute clause contraire, aliéner la chose à lui donnée en garantie après trois dénonciations faites au débiteur (Paul. *sent*. L. 2. t. 13. § 5). Au temps des jurisconsultes classiques, le droit d'aliéner le gage ne pouvait être enlevé complètement au créancier qui avait toujours le droit, après trois dénonciations restées sans résultat, de vendre le gage, nonobstant toute clause contraire (LL. 4 et 5. D. 13. 7). Depuis Justinien, les conventions des parties touchant la vente du gage faisaient loi, et, à défaut de convention, le gage pouvait être vendu deux ans après une seule dénonciation faite au débiteur (L. 3, § 1. Cod. 8, 31). Toutefois, la prohibition d'aliéner resta toujours inefficace en ce sens qu'elle avait pour unique effet d'obliger le créancier à faire trois dénonciations au lieu d'une seule.

Il n'entre pas dans notre plan d'indiquer les rapports de droit que la vente du gage pouvait établir entre le créancier vendeur et le tiers acquéreur.

Quant aux soins que le créancier gagiste devait apporter à la chose, nous en parlerons au chapitre de l'action *pigneratitia directa*.

CHAPITRE VI.

De l'action pigneratitia contraria et directa.

I. Tant que le gage reste entre les mains du créancier, le droit de rétention suffit ; mais l'action *contraria* devient réellement utile quand le gage a péri, ou que le créancier ne l'a plus en sa possession (L. 8. D. 13. 7). Cette action appartient au créancier, non pas précisément contre son débiteur comme débiteur, mais contre celui qui a constitué le gage ; elle tend à couvrir le créancier des impenses que lui a occasionnées la chose engagée et qui doivent être considérées comme venant augmenter la créance (L. 6. Cod. 8, 14). Pas de difficulté pour les impenses nécessaires (L. 8. D. 13. 7). Quant aux impenses utiles, la loi 25. D. 13. 7, nous fixe pleinement. Au nombre des impenses nécessaires, il faut compter les impôts et les diverses charges que le créancier gagiste a été tenu d'acquitter à raison de la possession juridique du gage.

L'action *pigneratitia contraria* peut encore être exercée par le créancier chaque fois que par le fait du débiteur, il n'a pas eu toutes les garanties que lui assurait le contrat; peu importe que le débiteur se soit ou non rendu coupable de dol. Nous trouvons une application de ce principe dans la loi 9. prœ. D. 13, 7. D'après cette loi, si le débiteur a donné en gage la chose d'autrui ou bien s'il a agi avec fraude, il y a lieu à l'exercice de l'action *pigneratitia contraria*; or il est manifeste que dans cette loi on suppose que le débiteur a donné de bonne foi la chose d'autrui.

Enfin l'action *contraria* peut avoir pour but d'indemniser le créancier du préjudice à lui causé par la chose engagée.

Il résulte de la loi 31. D. 13. 7, que les principes généraux sur la responsabilité doivent être appliqués en matière de gage; par conséquent le débiteur pourra se libérer au moyen de l'abandon noxal si l'esclave ou l'animal engagé a causé un dommage; mais il faut pour cela que le débiteur soit de bonne foi, car s'il avait connu le vice qui infectait l'esclave ou l'animal, quand même, ainsi que le fait remarquer Africanus dans la loi précitée, il voudrait abandonner l'esclave en noxe; le débiteur serait soumis à l'action *contraria* pour la réparation du préjudice causé par l'esclave; il serait par conséquent tenu audelà de la valeur de l'esclave. Mais comme le contrat de gage est de bonne foi, et qu'il faut apprécier la position des parties *ex œquo et bono*, il est logique d'admettre que le débiteur ne sera pas tenu des dommages causés par la chose engagée s'il en fait connaître les vices au créancier. Ce dernier aurait alors accepté le gage à ses risques et périls.

Il faut remarquer que l'action *pigneratitia contraria* n'est pas la seule dont peut être tenu le débiteur. Ainsi par exemple il pourra encourir les peines du stellionat (l. 1. § 2. D. 13. 7), ou bien être tenu de l'action *furti*, comme dans le cas prévu par la loi 36. prœ. D. 13. 7, ou encore et concurremment avec l'action *pigneratitia contraria* de l'action *utilis ex lege Aquilia*, comme dans l'hypothèse prévue par la loi 27. D. 20. 1. Enfin nous remarquerons que l'action contraire pourra, dans certains cas, être intentée même après que les rapports contractuels résultant du contrat de gage, auront cessé d'exister ; v. g. si le créancier non payé a vendu le gage, en principe il n'est pas garant de l'éviction ; mais il peut arriver que, se laissant entraîner par l'usage, il ait promis le double en cas d'éviction ; s'il est condamné pour cette promesse, pourra-t-il recourir contre son débiteur? La loi 22. § 4. D. 13. 7, décide avec raison qu'il faut vérifier si cette clause ajoutée à la vente a eu pour effet d'élever le prix du gage ou non ; dans le premier cas il y aura recours, non dans le deuxième. Les lois 23 et 24 *eod. titulo* nous fournissent des exemples de ce principe, à savoir que l'action *pigneratitia contraria* peut quelquefois être utile par suite de faits postérieurs à la cessation des rapports contractuels.

II. *Action directe.* — L'action *pigneratitia directa* appartient à celui qui a constitué le gage, qu'il soit ou non propriétaire de la chose engagée, qu'il soit ou non débiteur personnel du créancier. Cette action n'appartient donc pas à celui qui en est titulaire, en vue de sa qualité de propriétaire, mais uniquement en raison de ce qu'on fait, il a constitué le gage; d'où il suit que le propriétaire du gage ne pourra invoquer l'action *pignera-titia directa* qu'à la condition d'avoir été lui-même l'auteur de la constitution du gage (l. 5. § 12. D. 13. 6); par conséquent, lorsque la chose d'autrui a été constituée en gage, il faut remarquer si elle l'a été avec ou sans le consentement du propriétaire. Si le gage a été constitué sans le consentement du propriétaire, ce dernier peut agir par l'action en revendication contre le créancier gagiste, et par *l'actio furti* contre celui qui a donné gage, pourvu qu'il s'agisse d'une chose mobilière. Si, au contraire, la chose a été oppignorée avec l'assentiment du propriétaire, il faudra examiner les rapports contractuels qui se seront établis entre le propriétaire du gage et le débiteur gagiste; par conséquent le propriétaire aura contre le débiteur gagiste l'action *commodati conducti* ou toute autre suivant les circonstances, ainsi que l'indique la loi 5. § 12. D. 13. 6, précitée et pourra toujours agir en revendication contre le créancier gagiste. Si pourtant ce dernier n'a pas été désintéressé, il repoussera par une exception les prétentions du revendiquant.

De ce que l'action *pigneratitia directa* est accordée au constituant uniquement à raison des rapports contractuels dérivant de la constitution du gage, il résulte qu'elle ne peut être intentée que contre le créancier lui-même ou ses représentants à titre universel. Les tiers qui se trouveraient à un titre quelconque détenteurs de l'objet engagé ne sauraient être passibles que de l'action réelle (28 præ. D. 13. 7), ce qui suppose que le créancier s'est valablement libéré ou a offert de le faire, par conséquent l'action *pigneratitia* ne peut pas être considérée comme réelle et opposable aux tiers. Bien que le débiteur ne puisse intenter contre les tiers que l'action réelle, il est des cas, et notamment celui prévu par la loi 13, prœ. D. 13, 7, où il agira contre eux par voie d'action personnelle, mais du chef de son créancier.

L'action *pigneratitia directa* a pour but, d'abord d'arriver à la restitution de la chose engagée, et en second lieu de se faire indemniser de toutes les détériorations de la chose résultant d'un fait du créancier gagiste. Toutefois cette action ne peut être intentée que si le débiteur est libéré soit par le paiement soit par toute autre satisfaction acceptée par le créancier (l. 9, §. 3, D. 18. 7), ou bien encore si le créancier doit s'imputer de n'avoir pas été désintéressé. (L. 20. §2. D. 13. 7). Il faut remarquer que l'action *directa* appartient toujours au débiteur quand même sa libération résulterait d'un paiement effectué par un tiers, comme cela résulte de la loi 40 D. 46. 3.

Plus tard nous verrons les règles relatives au paiement.

Pour que le débiteur puisse agir, il faut distinguer entre l'hypothèse où la chose engagée a déjà été vendue faute de paiement à l'échéance, et l'hypothèse où elle n'a pas encore été vendue. Dans le premier cas, l'action *directa* tend uniquement à faire avoir au débiteur la portion du prix obtenu par le créancier qui excède le montant de la créance; si cependant le créancier n'avait pas encore reçu de l'acheteur le paiement du prix, le débiteur devra lui laisser le temps nécessaire pour l'obtenir, si mieux il n'aime se faire céder par le vendeur ses actions contre l'acheteur aux risques et périls du vendeur lui-même (l. 24. §2. D. 13. 7); dans la seconde

hypothèse, l'action *directa* tend à faire obtenir la resti-
titution du gage avec les dommages-intérêts.

L'action *pigneratitia directa*, avons-nous dit, a aussi
pour effet de permettre au débiteur de poursuivre l'indemnité qui lui est due pour les détériorations subies
par le gage entre les mains du créancier-gagiste ; il nous
faut donc examiner quels faits lui sont imputables, quelle
est la responsabilité qui résulte pour lui de la possession
juridique de la chose engagée.

Dans le système suranné des trois fautes enseigné par
Accurse et les glossateurs, Cujas, Vinnius, Heineccius et
Pothier, le créancier était tenu de la faute légère.

Dans le système de Doneau, qui admet seulement
deux fautes, la faute lourde (*lata*) et la faute légère (*levis*),
mais qui subdivise la *culpa levis* en *culpa in faciendo* et
culpa in non faciendo, le créancier était tenu de la faute
légère *in faciendo vel in non faciendo*.

M. Ortolan, on le sait, confond la *culpa levis in con-
certo* avec la *culpa lata*, et ne fait répondre le créancier
que de la *culpa levis in abstracto*.

D'après Hasse, Mühlembrück et Wangerow, le créancier répond de la *culpa levis in abstracto*.

Suivant Molitor, le créancier gagiste est tenu de la
culpa ou obligation de conserver; en second lieu de la *diligentia* ou obligation de tenir compte des fruits dans la
mesure d'un bon père de famille; enfin, de la *custodia*
qui le rend responsable du vol ou de la fuite de l'objet
donné en gage.

En ce qui nous concerne, nous n'hésitons pas à adop-
ter le système de Hasse, tout en repoussant l'application
qu'il veut faire de la loi *Aquilia* dans les relations con-
tractuelles et par conséquent nous déciderons que le

créancier est tenu de la *culpa levis in abstracto*. (l.l. 13,
§§ 1 et 14, D. 15, 7.). Cependant Gaïus, dans la loi 18
præ, in fine, at si..., D. 13, 7, semble n'exiger du créancier gagiste que la *diligentia suis rebus consueta*, mais
cela tient à ce que la fiducie étant en usage du temps de
Gaïus, plus ancien que Paul et Ulpien, auteurs des lois
13 et 14, D. 13, 7, précitées, il est probable que Gaius
avait dit *rebus fiduciæ datis*. La fiducie, en effet, rendait
le créancier propriétaire avec charge de restitution éventuelle ; il était donc logique de le soumettre à la responsabilité qui incombe au mari recevant en dot une chose
estimée ; mais la fiducie ayant disparu, Tribonien aura
remplacé *fiduciæ* par *pignori*.

On se demande enfin, relativement à la durée de l'action *directa*, pendant combien de temps on peut l'exercer,
en d'autres termes, cette action est-elle ou non pres-
criptible ? Il est d'abord certain que jamais le créancier
gagiste, détenteur du gage, ne saurait en prescrire la
propriété, ainsi que cela résulte des lois 10 et 12, Cod. 4,
21. D'un autre côté, en l'absence de texte qui résolve la
question, il paraît plausible d'admettre que la prescription de l'action *pigneratitia* doit toujours commencer à
courir du moment où l'exercice de cette action devient
possible en supposant le débiteur libéré. La prescription
courra donc à partir du moment où le débiteur sera mis
en demeure de payer ; par conséquent, à partir du terme,
s'il s'agit d'une obligation à terme ; à partir de la somma-
tion de payer, s'il s'agit d'une obligation pure et simple.

CHAPITRE VII.

Comment s'éteint le gage.

Pour examiner les diverses manières dont le gage prend fin, il nous faut distinguer entre les causes d'extinction spéciales au contrat de gage, et les causes d'extinction qui se présentent aussi dans tous les autres contrats réels. Les causes qui produisent spécialement l'extinction du contrat de gage ont cela de particulier qu'elles font cesser *ipso jure* les rapports contractuels entre les parties ; elles donnent au débiteur le droit d'intenter l'action directe pour réclamer la restitution du gage.

Causes spéciales. — Le droit de gage est un droit accessoire d'une créance ; par conséquent, l'extinction de la créance par le paiement, la satisfaction du créancier, ou une novation volontaire consentie au profit du créancier, entraîne l'extinction du droit de gage (L. 43. D. 46. 3. L. 5. §§ 2 et 3 ; et L. 6 prœ. D. 13. 7.

Il est à remarquer, à propos de la novation volontaire, que le droit de gage qui garantit l'obligation novée, n'est maintenu que s'il y a une réserve formelle insérée dans la novation (L. 11. § 1. D. 13. 7). Au contraire, lorsqu'il s'agit de la novation nécessaire résultant de la *litis contestatio*, il va de soi que le gage et les autres accessoires donnés en garantie de l'obligation dont on poursuit l'exécution en justice, ne sauraient disparaître; c'est d'ailleurs ce qui résulte de la loi 18 prœ. D. 13. 7. (Voir encore L. 18 D. 46. 2 , et 29. D. 46. 2).

Nous avons déjà vu que le droit de rétention était perpétuel en ce sens qu'il peut toujours être exercé tant qu'il n'y a pas eu paiement. L'extinction de l'obligation personnelle n'entraîne donc pas toujours la perte du droit de gage ; il faut pour cela que cette extinction résulte du paiement ou de la satisfaction du créancier, et si elle provenait d'une autre cause, de la prescription, par exemple, on pourrait toujours conserver les droits dérivant de la détention de la chose engagée (L. 2. Cod. 8. 31.). Il suit de là que toutes les fois qu'une obligation civile a été remplacée par une obligation naturelle, la persistance de l'obligation naturelle permettra au gage de subsister (L. 14. § 1. D. 20. 1).

Enfin, le gage cesse par la vente faite par le créancier de la chose à lui engagée.

Examinons maintenant quelles sont les causes générales d'extinction qui peuvent affecter le gage.

Et d'abord, quels sont les effets de l'usucapion par rapport au *pignus*? Supposons qu'un tiers ait usucapé la propriété d'un objet donné en gage, l'usucapion accomplie au profit de ce tiers, aura-t-elle fait disparaître les droits du créancier? Évidemment non, comme l'indique la loi 1. § 2. D. 20. 1 ; par conséquent le créancier aura toujours le droit d'intenter les interdits possessoires pour rentrer dans la possession du gage et de vendre le gage en cas de non paiement. Mais il pourra se faire aussi que le créancier, pour n'avoir pas intenté les interdits possessoires en temps utile, ait à se reprocher d'avoir laissé usucaper la chose ; alors on pourra le considérer comme ayant indirectement aliéné la

chose, d'après le principe posé dans la loi 28. D. 50
16, etc.

Il en serait autrement pour la prescription *longi
temporis*, qui, on le sait, fesait disparaître les charges
dont l'immeuble était grevé.

Le droit de gage disparaît encore naturellement par
la perte de la chose, ou bien encore par la disparition
des droits du constituant, comme l'indique Marcien
dans la loi 8. præ. D. 20. 6, et Scévola dans la loi 31.
D. 20. 1. Il n'en est pas de même pour les changements
ou détériorations qui affectent simplement la forme de
la chose (l. 16. § 2. D. 20. 1).

La confusion, c'est-à-dire la réunion sur la même
tête des qualités de créancier et de propriétaire de
l'objet engagé, produit aussi l'extinction du *pignus* (l.
45. D. 50. 17).

Enfin, le gage, quoique formé *re*, peut s'éteindre en
apparence par le seul consentement, ou du moins par
une tradition tacite. Ainsi, par exemple, le débiteur
a obtenu du créancier la possession précaire de l'objet
engagé ; plus tard, le créancier renonce à son droit
de gage ; désormais le débiteur gagiste, au lieu de détenir à titre précaire la chose donnée en gage, la dé-
tiendra pour son compte. Il y aura eu dans cette hypothèse une tradition feinte.

DROIT FRANÇAIS.

DU CONTRAT DE GAGE

En Matière Civile.

Nous avons vu qu'en Droit Romain : *inter pignus et hypothecam , quantum ad actionem hypothecariam attinet , nihil interest :* (Inst. Just. l. IV, t. 6, § 7): c'est qu'en Droit Romain , à partir de l'introduction de l'hypothèque, le gage conférait de plein droit au créancier l'action hypothécaire, et pouvait avoir indifféremment pour objet des meubles ou des immeubles. Nous allons voir qu'il n'en est plus ainsi sous l'empire de notre législation dont les principes nouveaux s'opposent à ce que les meubles puissent être l'objet d'un droit de suite. Il faudra donc en Droit Français distinguer entre les droits que donne l'hypothèque, et ceux que confère le gage, en se souvenant que ce dernier ne pourra plus affecter que des meubles. Il suit de ce rapprochement que dans l'économie du Code Napoléon, le gage ne présente peut-être pas la même importance que le *pignus* du Droit-Romain ; mais si nous remarquons que le gage peut être quelquefois un puissant moyen de crédit, surtout à une époque où l'immense développement de la fortune mobilière donne à cette dernière une bien autre importance que celle que peut avoir la fortune immobilière, il sera facile de constater que dans beaucoup d'hypothèses, telle personne à la tête d'une fortune mobilière considérable ne trouvera pas dans les institutions hypothécaires des éléments suffisants de crédit, et sera de toute nécessité contrainte de recourir au nantissement des choses mobilières. Il est donc important, même au point de vue économique, d'approfondir une matière qui présente d'ailleurs au point de vue exclusivement juridique des questions graves et intéressantes. Pour conserver à notre sujet l'unité que nous nous sommes efforcé de lui donner en Droit Romain, nous nous préoccuperons du contrat de gage dans les rapports purement civils qui pourront s'établir entre les parties ; par conséquent, tout en reconnaissant l'importance de certaines théories relatives au gage en matière commerciale, nous nous attacherons principalement à présenter un commentaire rationnel des diverses dispositions du Cod. Nap., et ce n'est qu'incidemment que nous nous occuperons des relations qui pourront exister, quant au contrat de gage entre le droit civil proprement dit, et le droit consulaire.

Définition. — Le gage consiste dans le transport de la

possession d'un chose mobilière effectué au profit d'un
créancier pour sûreté de sa créance, à la charge par lui
de restituer cette chose dans son individualité propre
lors du paiement de la créance ou de toute autre satisfaction par lui agréée, avec le droit éventuel de faire procéder à la vente de cet objet en cas de non-paiement,
et d'être payé par préférence sur le prix.

Cette définition développée va nous fournir les différents points de vue sous lesquels nous allons examiner
le contrat de gage.

CHAPITRE I.

Des choses qui peuvent faire l'objet du gage.

Le gage donne au créancier le droit éventuel de faire
vendre la chose donnée en garantie ; nous devons donc
en Droit Français, comme nous avons eu soin de le faire
en Droit Romain, rechercher principalement les choses
qu'il y a possibilité de vendre, et reconnaître que celles-
là seules qui sont dans le commerce seront susceptibles
d'être données en gage. Ainsi la liberté individuelle,
chose éminemment hors du commerce, ne peut sous
aucun prétexte être l'objet d'un gage, et depuis l'aboli-
tion de l'esclavage dans nos colonies, la dation d'un noir
en nantissement n'est plus possible. Il est bon cependant de remarquer que ce que nous venons d'avancer ne
touche en rien à la contrainte par corps ; cette mesure
de rigueur, en effet, n'est pas un gage de la personne

consenti au profit du créancier, c'est uniquement un moyen spécial et rigoureux d'exécution que peut employer le créancier en cas de non paiement à l'échéance.

L'impossibilité de donner en gage les choses qui ne sont point dans le commerce, nous conduit à reconnaître, avec l'art. 7 du sénatus-consulte du 12 décembre 1852, que les biens affectés à la dotation de la Couronne, ne peuvent être ni aliénés, ni engagés par l'Empereur. Signalons toutefois l'art. 5 de ce même sénatus-consulte qui établit une exception pour les meubles sujets à détérioration. Ces meubles seront estimés et pourront, aux termes mêmes de l'art. 7, être aliénés moyennant remplacement ; mais en résulte-t-il pour l'Empereur la faculté de les donner en gage ? Non évidemment. Et si le chef de l'État peut aliéner à charge de remplacement certains meubles déterminés, l'aliénation qui ne peut avoir lieu que de son plein gré, ne devient définitive qu'après le remplacement effectué conformément à l'art. du sénatus-consulte que nous avons cité. Par conséquent, dans l'hypothèse où des objets de ce genre auraient été d'abord engagés par l'Empereur, puis vendus sur la poursuite des créanciers, les tiers acquéreurs d'un pareil gage ne pourraient échapper à l'action en revendication dirigée contre eux dans l'intérêt de la dotation de la Couronne, qu'à la condition de prouver le remplacement réel des objets vendus ; par suite, on le voit, le gage qui leur aurait été concédé pourrait se trouver complètement illusoire.

Quid, des choses dont la possession, la vente ou la distribution se trouve prohibée par une disposition pénale, comme les armes offensives secrètes ou cachées, les munitions de guerre, les livres ou chansons pour lesquels on ne s'est pas conformé aux lois sur la presse? Il est clair que la dation en gage d'objets de cette nature ne saurait présenter de grandes garanties au créancier, qui pourrait bien exercer son droit de rétention à l'égard du débiteur, mais qui ne pourrait éviter la confiscation prononcée par la loi, et serait dans l'impossibilité la plus complète de faire procéder à la vente du gage.

Que dire pour le gage constitué avec la chose d'autrui? La chose d'autrui est dans le commerce, en ce sens que sa vente peut produire certains effets au profit de l'acquéreur, et encore former l'objet d'une obligation; rien donc ne s'oppose à ce que la chose d'autrui soit donnée en gage. Et d'abord, nous trouvons à l'appui de cette allégation les mêmes considérations que nous avons fait valoir en Droit Romain : les rapports contractuels dérivant de la constitution du gage et complètement indépendants de la créance, naîtront du seul fait de la tradition, que la chose livrée appartienne ou non au constituant, jusque là pas de difficulté; mais l'importance de la question se présente dès qu'on l'envisage au point de vue du créancier gagiste dans ses rapports avec le vrai propriétaire. Il faut donc, en se demandant si le gage de la chose d'autrui est valable, entendre rechercher si le créancier gagiste peut repousser l'action du véritable propriétaire et faire procéder à la vente du gage. Nous supposons évidemment que le propriétaire n'a ni consenti ni ratifié, expressément ou tacitement la mise en gage de sa chose; car dans ces hypothèses le gage serait valable entre les parties, et aurait, *ab initio*, tous ses effets. Cette restriction faite, examinons la question au point de vue de la bonne foi.

Le propriétaire de la chose a-t-il ignoré qu'elle était engagée par le débiteur? La chose ne sera pas affectée, car le propriétaire avait seul le droit de l'engager directement ou par ratification; argument tiré de l'article 1922 Cod. Nap. D'un autre côté, le créancier a-t-il été ou non de bonne foi? S'il n'a pas été de bonne foi, le propriétaire aura, pour recouvrer sa chose, l'action en revendication; dans l'hypothèse contraire, l'art. 2279 doit ici, comme dans le cas de vente de prêt et de dépôt, nous donner la solution, et permettre au créancier gagiste de repousser l'action en revendication du propriétaire, à moins que ce dernier consente, pour obtenir la remise de sa chose, à payer la somme pour laquelle on aurait constitué le gage. Cette solution trouve d'ailleurs sa confirmation dans une exception que renferme l'art. 2279 lui-même, et encore dans le paragraphe 4 *in fine* de l'art. 2102, qui prévoit un cas de gage tacite, et prend la bonne foi pour base du classement de deux privilèges. L'exception que renferme l'art. 2279 est relative au cas où la chose a été perdue ou volée. Dans cette hypothèse le propriétaire a un délai de trois ans pour réclamer sa chose. Il faudra cependant appliquer pour cette restitution les principes de l'art. 2280, et le propriétaire ne pourra déposséder le détenteur actuel, qui aurait acheté l'objet dans un marché, ou dans une vente publique, ou d'un marchant vendant des choses pareilles, qu'en remboursant le prix qu'elle a coûté. Donc, en principe, il y a transfert immédiat de propriété; et la seule exception qui, du reste, le confirme est basée sur des considérations tirées de la mauvaise foi.

Enfin, l'art. 2102 dans le paragraphe 4 prévoit,

comme nous l'avons indiqué, un cas spécial de gage
tacite : il s'agit d'un locataire qui a garni un local loué
par lui, mais non payé, avec des meubles qui ne lui
appartiennent pas; et on se demande, en cas de concours
du locateur et du fournisseur de meubles pour obtenir
leur paiement, lequel des deux verra son privilége primer celui de l'autre. L'art. 2102 répond que le privilége du marchand de meubles ne s'exercera qu'après
celui du locateur, à moins qu'il ne soit prouvé que ce
dernier avait connaissance que les meubles et autres
objets garnissant la maison louée, n'appartenaient pas
au locataire. Ici encore la bonne foi indique la solution.

En Droit Romain, il n'en était pas ainsi, parce que
les meubles comme les immeubles étaient soumis à un
droit de suite. Ce droit a disparu dans notre législation,
qui renferme si clairement la maxime : *meubles n'ont*
pas de suite, maxime qui tranche la difficulté que nous
devions examiner, et si l'ancienne jurisprudence nous
offre à ce sujet des incertitudes et des contradictions, la
faute en est aux coutumes et aux idées Romaines, qui
entravaient l'essor de la maxime de l'art. 2279. De
ce que le gage doit être restitué dans son individualité
propre, il suit qu'il ne peut pas avoir pour objet une
somme d'argent. Pothier, il est vrai, et après lui MM.
Troplong et Dallos, enseignent le contraire, et voici ce
qu'ils disent : Dans certaines bibliothèques publiques on
prête des livres moyennant une certaine somme d'argent ; or, ce n'est pas autre chose qu'un gage, donc le
gage peut avoir pour objet une somme d'argent.

C'est là une erreur : le contrat qui intervient entre
l'emprunteur et le bibliothécaire constitue un commodat

si le prêt est gratuit ; un louage , s'il n'est pas gratuit ; seulement, comme garantie, le lecteur dépose une somme d'argent ; cette tradition a pour effet de rendre immédiatement le bibliothécaire propriétaire des deniers déposés , et en échange de la propriété qu'il n'a plus , le déposant acquiert une créance pour se faire restituer une pareille somme. Le bibliothécaire , remarquons-le , pourra se libérer quand même les deniers restitués ne seraient pas individuellement les mêmes que ceux consignés par le lecteur. Ce qui prouve bien qu'il y a transfert de propriété , c'est que si la somme d'argent remise venait à périr par cas fortuit entre les mains du bibliothécaire, le déposant n'en conserverait pas moins son action en répétition. Disons donc qu'on ne saurait rencontrer les éléments du gage dans une hypothèse où nous trouvons un transfert de propriété et où par conséquent le prétendu créancier gagiste n'est nullement tenu de rendre la chose engagée dans son individualité propre , mais devient uniquement débiteur d'un genre qui ne peut pas périr. Il en serait autrement si l'argent livré se trouvait renfermé dans un sac cacheté. On comprend aisément que dans ce cas particulier il y ait impossibilité pour le créancier de se servir des deniers et par suite obligation de rendre dans son individualité propre le sac avec le contenu. Il y aurait une remarque analogue à faire dans le cas où l'argent remis consisterait en pièces ayant un caractère particulier, soit de forme, soit de nationalité et devant dès-lors être traitées comme corps certain.

Le gage , avons-nous dit, constitue un transfert de possession ; il ne suffit donc pas que la chose engagée soit dans le commerce, il faut de plus qu'elle soit susceptible de possession. Aussi les services d'une personne, bien qu'ils soient dans le commerce et qu'ils puissent faire l'objet d'un contrat de louage, ne sauraient être donnés en gage, et le débiteur ne pourrait pas comme garantie engager ses services au créancier ; il n'y aurait là qu'une obligation de faire résoluble en dommages-intérêts en cas d'inexécution.

Peut-on donner en gage une créance ? — Oui ; car les créances, malgré leur caractère de choses incorporelles, sont dans un certain sens susceptibles de possession. En effet, le créancier peut être autorisé à exercer la créance et peut être nanti des titres qui la constatent. Il suit de là que le droit incorporel d'usufruit des choses mobilières en général et spécialement d'une créance, peut être pareillement donné en gage par l'usufruitier. Remarquons qu'une créance que l'on veut donner en gage doit, de toute nécessité, être représentée par un titre qui permette la mise en possession réelle du créancier. Mais que décider pour les servitudes prédiales ? Il importe tout d'abord de bien poser la question et pour cela de la poser comme en Droit Romain. Il ne s'agit pas de savoir si l'on peut donner en gage une servitude prédiale, ce qui serait absurde à un double point de vue : et d'abord, les servitudes prédiales constituent des droits réels immobiliers, et l'on sait que le gage ne peut avoir pour objet que des meubles ; en second lieu, les servitudes ne peuvent être affectées qu'avec l'immeuble auquel elles s'attachent. Nous allons donc examiner si le débiteur, qui veut donner un gage à son créancier, peut lui concéder, non pas une servitude prédiale, mais la faculté de constituer au profit de qui il appartiendra telle servitude prédiale spécialement déterminée en cas de non paiement à l'échéance. La négative paraît tout d'abord devoir être admise , mais la raison de douter vient de ce que la faculté de constituer une servitude ne doit pas être confondue avec la servitude elle-même. La servitude est immeuble , par conséquent, donc, pas de difficultés ; mais, pourra-t-on dire, il n'en est pas de même de la faculté de constituer une servitude ; en concédant cette faculté au créancier , le débiteur a contracté vis-à-vis de ce dernier une obligation de faire ; c'est comme s'il s'était engagé vis-à-vis de lui à constituer, à titre onéreux, une servitude prédiale sur son fonds au profit d'un voisin qui voudrait acquérir cette servitude , avec délégation au profit du créancier pour recevoir le prix ; seulement en fait , le débiteur a permis au créancier de faire lui-même ce que lui débiteur aurait eu sans difficulté le droit de faire. Une pareille convention ne nous paraît prohibée par aucun texte de loi, et nous pensons qu'elle devrait être exécutée ; mais il nous semble difficile , en Droit Français , de considérer cette convention comme pouvant constituer un droit de gage. En effet , la faculté concédée par le débiteur au créancier , ne paraît pas de nature à se prêter aux exigences du législateur en matière de gage : aux termes de l'art. 2078, est nulle toute convention pour laquelle le créancier serait autorisé à vendre le gage à l'amiable : donc , dans notre espèce , force est d'admettre que le créancier ne pourra pas, à l'amiable, constituer la servitude. Or, d'un autre côté, il n'y a pas possibilité de concevoir la vente aux enchères publiques d'une servitude à établir sur le fonds du débiteur , au profit du fonds de l'adjudicataire.

Disons donc que la convention dont nous avons parlé , en la supposant valable elle-même , ne saurait jamais constituer un gage pouvant être régi par les dispositions qui se rapportent à ce contrat.

CHAPITRE II.

Entre quelles personnes et comment peut intervenir le gage.

Pour traiter ces questions, nous examinerons, comme nous l'avons fait déjà, ce qui se passe en matière de vente.

1. *Qui peut donner, qui peut recevoir un gage.* — La première condition requise pour être capable de constituer un gage, c'est d'être propriétaire de l'objet engagé. Mais la circonstance que l'art. 2279 rend possible le gage de la chose d'autrui, doit-elle être considérée comme la négation de notre règle? Non évidemment, car s'il est vrai que l'art. 2279 rende valable la constitution en gage de la chose d'autrui, il n'est pas moins vrai que celui qui donne ainsi la chose d'autrui ne remplit pas les conditions du contrat, et la difficulté consiste à savoir comment les parties devront exécuter les obligations que leur impose le contrat de gage. Il est clair que le créancier qui a stipulé la dation en gage d'un objet déterminé qu'il a reçu dans la croyance qu'il appartenait à son débiteur, se trouve, si cet objet est à autrui, ne pas avoir reçu toutes les sûretés sur lesquelles ils comptait d'après le contrat. Il est aussi certain que le gage en lui-même n'en sera pas moins valable, si le créancier veut s'en prévaloir vis-à-vis du véritable propriétaire; mais comme,

en définitive, il peut se faire que l'objet engagé ait été perdu ou volé (circonstance que le créancier ignore), le créancier peut avoir à redouter l'action en revendication du vrai propriétaire ; il doit donc pouvoir immédiatement agir en vertu de l'action pignératicienne contraire pour obtenir les véritables sûretés sur lesquelles il comptait. Mais ne pourrait-on pas aller plus loin, et dire que le principe contenu dans l'article 1188, dont l'art. 2131 n'est qu'une application spécialement faite à l'hypothèque, doit recevoir son application dans notre matière ? Il faut distinguer : ou bien la dation en gage a été la condition de l'obligation primitive, et le créancier n'a prêté ses fonds qu'en considération du gage qu'il recevait ; ou bien le gage n'a été constitué que postérieurement à la naissance de l'obligation principale : c'est le débiteur par exemple qui, dans l'impossibilité de payer à l'échéance, a offert un gage au créancier pour obtenir un supplément de délai ; ou bien enfin, le gage a été consenti postérieurement à la formation de l'obligation principale, mais antérieurement à l'échéance de cette même obligation et uniquement dans le but de donner au créancier un surcroît de garantie à laquelle il n'aurait pas droit d'après l'obligation principale. Dans ces trois cas, si la chose donnée en gage appartient à autrui, voici les diverses solutions qu'il faut admettre :

Dans la première hypothèse, il faut appliquer la solution admise dans l'art. 2131 ; le créancier n'a donné ses fonds qu'en considération de la garantie résultant d'un gage appartenant au débiteur, par conséquent le débiteur sera déchu du bénéfice du terme, et le créancier pourra exiger immédiatement le remboursement de l'obligation principale. Si le débiteur avait été de bonne foi en donnant en gage la chose d'autrui, il pourra repousser l'action du créancier en lui offrant un gage sérieux ; *secùs* s'il avait été de mauvaise foi. Ne pourrait-on pas objecter que dans le cas où la chose d'autrui donnée en gage n'a été ni perdue ni volée, le gage est opposable au vrai propriétaire, qu'ainsi le créancier a reçu les sûretés auxquelles le contrat lui donnait droit et que par suite on ne saurait considérer le débiteur comme déchu du bénéfice du terme ? Voici la réponse : D'abord tant que le véritable propriétaire n'agit pas en revendication, il est difficile d'être sûr que la chose n'a été ni perdue ni volée ; d'autre part, il peut répugner à un créancier timoré de se prévaloir du gage au préjudice du véritable propriétaire : dans tous les cas d'ailleurs le créancier comptait avoir une chose appartenant au débiteur.

La même solution doit être admise pour les mêmes motifs dans la deuxième hypothèse, et le débiteur sera déchu du bénéfice de supplément de délai qui lui a été accordé.

Il n'en sera pas de même dans le troisième cas, puisque le gage ne constitue alors qu'un supplément de sûretés que le créancier n'aurait pas été en droit d'exiger. Ainsi donc, il est vrai de dire que pour pouvoir donner un gage, il faut en être propriétaire, en ce sens que la dation en gage de la chose d'autrui autorise le créancier dans la plupart des cas à réclamer immédiatement le montant de sa créance, tout en reconnaissant que dans les mêmes hypothèses le gage de la chose d'autrui peut néanmoins être opposé au véritable propriétaire dans les limites de l'art. 2277.

Il ne suffit pas, pour constituer un gage, d'être propriétaire de la chose qui en est l'objet, il faut de plus avoir la capacité d'aliéner. — Celui qui reçoit un gage peut éventuellement se trouver exposé à l'exercice de l'action pignératicienne directe, par conséquent il doit avoir lui aussi la capacité de s'obliger. Il faudra d'ailleurs appliquer les principes généraux des contrats. Remarquons toutefois que ces principes relatifs à la capacité ne pourront être appliqués qu'en matière de gage conventionnel, et non en matière de gage tacite; que de plus, en matière de gage conventionnel, stipuler et recevoir un gage, c'est faire acte de bonne administration. Il paraît donc logique d'admettre que celui qui a seulement le pouvoir d'administrer, pourra seul et sans autorisation ou homologation recevoir un gage, car l'objet direct de l'opération, c'est une sûreté et non pas une obligation passive.

De même il faudra appliquer les principes généraux relatifs aux vices qui peuvent infecter le consentement, et nous nous en référons sur ce point à ce que nous avons dit en Droit Romain. Ainsi l'erreur peut porter :

1o Sur l'existence de la créance : les rapports contractuels résultant du gage n'en seront pas moins engendrés, seulement le prétendu débiteur pourra immédiatement agir pour obtenir la restitution du gage ;

2o Sur le *quantum* et les caractères de la créance ; cette erreur sera sans influence sur le contrat de gage ;

3o Sur l'identité de la chose ; comme le contrat se forme *re*, le gage sera valable, en ce sens que le créancier pourra retenir la chose engagée et qu'il avait en vue, à moins que le débiteur ne soit prêt à lui donner une autre chose d'égale valeur et aussi commode à retenir ;

4° Sur les qualités de la chose ; si cette erreur provient du dol du débiteur qui a fait accepter au créancier un gage illusoire, en lui persuadant qu'il était sérieux, le créancier peut agir immédiatement en remboursement, sinon l'erreur est sans influence sur le contrat ;

5° L'erreur peut encore porter sur la propriété. En traitant du gage de la chose d'autrui, nous avons examiné la question.

Enfin nous avons incidemment examiné les effets du dol. Quant à la violence, nous en avons démontré les conséquences en Droit Romain, et nous n'avons qu'à nous en référer à ce qui a été dit dans cette partie de notre travail.

II. *Modes de constitution du gage.* — L'organisation du gage n'eût pas été complète si elle avait eu pour unique résultat de donner au créancier gagiste des sûretés suffisantes et compatibles avec la protection du débiteur et la sauvegarde de ses droits. Il fallait protéger les tiers contre une entente coupable du débiteur avec le détenteur du gage, contre les manœuvres frauduleuses d'un débiteur déshonnête. Pour atteindre ce but et empêcher la constitution de gage de servir les combinaisons ourdies par la mauvaise foi, le législateur devait prendre des mesures sérieuses et efficaces ; aussi le voyons-nous exiger des titres certains et à l'abri de toute antidate, des énonciations précises et formelles sur le montant des sommes dues, sur la qualité, le poids, la mesure des choses engagées, afin d'empêcher les substitutions préjudiciables aux tiers, demander une mise en possession du créancier qui rende notoire à tous la position de celui avec qui l'on contracte ; en un mot, empêcher qu'au jour du réglement des intérêts de chacun, les tiers ne soient surpris par des dettes ou des gages simulés, fruits de la collusion ou de manœuvres dolosives. Ces formalités préventives, prises dans l'intérêt de tous, c'est-à-dire du crédit, sont : le titre authentique ou seing-privé, avec date certaine et indication suffisante ; la mise en possession réelle du créancier, et la notification au débiteur, dans le cas d'une créance constituée en gage. Nous venons de les indiquer d'une manière générale ; mais leur importance et les questions diverses auxquelles elles donnent lieu, exigent quelques développements.

Et d'abord précisons. L'art. 2074, en indiquant quelles doivent être la nature et les énonciations du titre constitutif de gage, a pour but de sauvegarder les tiers. Il en résulte qu'il est uniquement destiné à régir les rapports qui pourraient s'établir entre le créancier gagiste et les autres créanciers du débiteur, et qu'il reste complètement étranger aux rapports qui résultent de la convention intervenue entre le créancier et le débiteur. Entre ces derniers les principes sont très-simples. Il n'est pas nécessaire qu'il existe un titre écrit, mais il faut absolument qu'il y ait mise en possession réelle du créancier ou d'un tiers, convenu entre les parties (art. 2076) ; car, ne l'oublions pas, le gage n'est pas un contrat purement consensuel, il est avant tout un contrat réel. Toutefois, cela ne veut pas dire que le seul fait de la mise en possession du créancier établisse la preuve du gage entre les parties, mais seulement que dans le cas où il y aura mise en possession, la preuve qu'elle constitue réellement un gage pourra être faite par tous les moyens de preuve que le droit commun autorise, quand même il n'y aurait pas de titre écrit.

A l'égard des tiers, au contraire, l'existence du gage ne saurait résulter uniquement de la mise en possession du créancier. En l'absence de titre, en effet, rien ne saurait prouver que cette mise en possession est le résultat d'un gage et non pas d'un commodat, d'un dépôt ou de tout autre rapport juridique.

L'acte constitutif de gage peut être authentique ou sous signature privée (Art. 2074). Pas de difficulté pour l'acte authentique; mais s'il s'agit d'un acte sous signature privée, l'art. 2074 exige son enregistrement. Le but de cette formalité, comme nous l'avons indiqué déjà, est d'empêcher les antidates, en exigeant dans la date une certitude qui puisse exclure toute idée de fraude préjudiciable aux intérêts des créanciers. Mais l'enregistrement n'est pas le seul moyen de rendre certaine la date des actes, et l'art. 1328 énumère d'autres circonstances desquelles peut résulter une certitude égale ; d'où l'on se demande en face de l'unique énonciation des art. 2074 et 2075, si un acte ayant une date certaine, par exemple, par le décès des parties, sera opposable aux tiers ; c'est en vain, selon nous, que les partisans de la négative insistent sur ce qu'en matière de privilége tout est de droit étroit et qu'il faut se conformer rigoureusement à la lettre de la loi ; mieux vaut, pensons-nous, s'inspirer de son esprit et décider que les art. 2074 et 2075, en ne parlant que de l'enregistrement, n'ont pas entendu proscrire en matière de gage, les circonstances prévues dans l'art. 1348, qui donnent une date certaine aux conventions des parties.

Remarquons, cependant, que l'art. 2074 n'exige ces formalités qu'en matière excédant 150 fr. Il ne fallait pas en effet qu'une mesure conservatoire devînt une cause de frais exagérés , et la preuve testimoniale est admise quand l'intérêt du litige ne dépasse pas 150 fr.

La loi ne dit pas à quelle époque l'acte doit avoir acquis date certaine ; mais il est clair que ce doit être antérieurement à l'époque où des tiers ont pu acquérir des droits sur l'objet engagé ; si , par exemple , le débiteur est en faillite , il faudra que la certitude de la date soit antérieure à la période suspecte ; de même si un créancier a pratiqué une saisie-arrêt entre les mains du tiers détenteur du gage, l'enregistrement ne lui sera pas opposable s'il est postérieur à la saisie-arrêt.

Le législateur , toujours soucieux de protéger les tiers contre la mauvaise foi des débiteurs , ne s'est pas contenté d'une date certaine. Quelle eût été l'efficacité de cette exigence si le débiteur , pressé par le besoin , entraîné peut-être par un créancier astucieux et déshonnête , avait pu amoindrir le gage des créanciers par une soustraction ou la substitution d'un objet de minime valeur à un autre objet bien plus précieux ; si , d'un autre côté , il eût été possible, en faisant varier le chiffre de la dette, de tromper les tiers sur la nature des engagements , le degré de solvabilité et l'étendue du privilége existant sur les biens de leur débiteur ? Il fallait donc exiger deux choses, la déclaration de la somme due et la désignation des objets mis en gage.

L'acte doit contenir l'indication de la somme due.

Quid, s'il s'agit d'une créance indéterminée ? Le bon sens nous amène à l'application par analogie de la règle résultant de l'art. 2132 , relatif aux hypothèques , et les parties seront tenues d'évaluer la créance pour éviter plus tard une évaluation exagérée dans le but de frustrer les tiers ; toutefois, les créanciers auront le droit de discuter ultérieurement la sincérité de cette évaluation quand il s'agira de procéder à la distribution des deniers provenant de la vente du gage.

Si nous nous demandons quelles créances peut garantir le gage, il nous suffira de nous reporter à ce que nous avons dit en Droit Romain ; nous trouvons, en effet, dans les lois Romaines les règles que nous devons suivre aujourd'hui en ce qui concerne les créances et les obligations que peut garantir le gage (L. 5. prœ. D. de *pign.* et *hyp.*).

Ainsi, de même que l'on peut cautionner l'obligation contractée par une tierce personne, de même on peut garantir par un gage remis au créancier l'obligation dont un tiers est grevé. (Art. 2077).

La constitution de gage peut avoir lieu pour les obligations conditionnelles aussi-bien que pour les obligations à terme, avec cette différence que dans le premier cas, le droit n'existe qu'à l'avénement de la condition, tandis que dans le second, le droit naît immédiatement, mais l'exercice en est différé jusqu'au jour de l'échéance du terme.

L'obligation peut être aussi naturelle ou civile. *Quid* du gage constitué pour une obligation de conscience? En principe, le gage ne pourra pas être valablement constitué. Toutefois il serait possible de soutenir que dans certains cas la constitution d'un gage pour le paiement de certaines obligations, réprouvées par suite de considérations politiques, peut produire le droit de rétention, sinon le droit de faire vendre le gage. A ce propos il faut bien distinguer les obligations naturelles de celles que certains auteurs ont cru pouvoir appeler obligations de conscience.

Pour qu'il y ait obligation naturelle, il faut qu'il existe un rapport de droit non sanctionné par la loi positive, mais aussi non réprouvé par elle. Quand la loi positive non seulement ne sanctionne pas un certain rapport de droit, mais va jusqu'à le réprouver, il ne saurait, en principe, y avoir ni obligation naturelle ni obligation de conscience. Mais il faut distinguer entre le cas où la réprobation de la loi civile résulte de considérations purement économiques et politiques, et celui où elle est la conséquence de considérations tirées de la morale générale. Ainsi, la loi refuse de sanctionner les contre-lettres qui modifient le prix d'une cession d'office. Évidemment la morale n'est pour rien dans cette prohibition, qui est dictée uniquement par des raisons d'économie politique ; aussi nous admettrons qu'il n'y a pas obligation naturelle, en refusant néanmoins, contrairement à la jurisprudence, l'action en répétition du paiement. Puisque nous n'admettons pas l'action en répétition de paiement, si un gage avait été constitué pour assurer l'exécution d'une semblable obligation, il nous paraît logique d'accorder au créancier le droit de rétention, tout en refusant au gage ainsi constitué les effets généraux qui dérivent des dispositions du Code.

Autre exemple. Un prêt est consenti avec stipulation de paiement en espèces métalliques et renonciation au bénéfice de toute loi introduisant l'usage de papier-monnaie. Dans cette hypothèse nous déciderons qu'il y a obligation de conscience et par conséquent droit de rétention. Mais ce droit, appliqué au paiement reçu après un acquittement volontaire, a pour unique effet d'empêcher la répétition de ce qui a été volontairement payé ; appliqué au gage spécialement constitué pour assurer l'exécution de cette clause, il établit le droit de rétention, proprement dit.

Le gage peut être constitué pour une dette future ; il peut précéder ou suivre la naissance de l'obligation. Le gage, en effet, est intimement lié à la dette, de telle sorte que celle-ci détermine l'affectation de celui-là. Si la chose est engagée, c'est pour garantir le créancier en lui donnant des sûretés suffisantes. Par conséquent, pour savoir dans quelle mesure le gage est affecté, il faut uniquement se préoccuper de savoir si le gage a été fourni pour telle somme prêtée ou à prêter, et cette liaison nécessaire entre la chose engagée et la somme due rend indifférente l'époque du prêt et de la constitution de gage ; l'intention des parties contractantes indique la portée de l'engagement.

Quid du gage constitué sur une ouverture de crédit ? Dans ce cas l'ouverture du crédit doit être exactement fixée, et même s'il est énoncé dans l'acte que les crédits supplémentaires seront également garantis, cette indication ne suffit pas ; et pour que le privilége puisse s'exercer, il est indispensable qu'un acte régulier détermine la limite de ces crédits supplémentaires, et désigne clairement les choses formant l'objet du gage supplémentaire lui-même (Paris, 3 juin 1854, Fleury et Vatel c. Bouchard).

A part la déclaration de la somme due, l'acte constitutif de gage doit contenir la désignation de l'espéce et de la nature des choses remises en gage, ou un état annexé de leur qualité, poids et mesure.

Ces formalités ont une grande portée pour les intérêts des tiers ; car elles empêchent des fraudes d'autant plus à craindre qu'il est plus facile de les commettre ; aussi la désignation doit être précise et concluante, de façon à ne laisser aucun doute sur l'identité des objets engagés. Ainsi, l'acte par lequel un débiteur donne sa bibliothèque en gage, n'est pas valable s'il ne contient pas, outre la mention en nombre des volumes, d'autres signes suffisants pour empêcher toute confusion ou substitution (Rej. 4 mars 1811).

Au cas de désignation suffisante pour certains objets donnés en gage avec d'autres incomplètement caractérisés dans l'acte, nous pensons que la constitution sera valable pour les premiers seulement.

Il résulte, d'une manière évidente, de la règle que nous venons d'expliquer, qu'il y aurait impossibilité de donner en gage un objet *in genere*. Mais il faut bien prendre garde de confondre l'obligation de donner en gage avec la constitution du gage lui-même. L'obligation de constituer un gage peut parfaitement avoir pour objet un genre. Ainsi je puis m'obliger à vous donner un cheval (*in genere*), mais le gage ne sera constitué que par la tradition, car c'est un contrat *re constans*. Or, la tradition aura forcément pour effet de déterminer l'individu compris dans le genre promis. Donc il y a impossibilité juridique à concevoir la constitution d'un gage *in genere*.

Appendice.

1. *Règles spéciales au gage tacite.* — Les règles que nous venons d'examiner touchant la manière dont le contrat de gage doit être prouvé, sont exclusivement applicables au gage formel, c'est-à-dire dans l'hypothèse où la convention a porté directement sur la constitution de gage ; elles sont non avenues, quand il s'agit du gage

tacite qui dérive sans convention spéciale de certains rapports de droit. Ainsi par exemple, l'art. 2102 accorde un privilége au bailleur sur les objets qui garnissent les locaux loués ; c'est là un vrai gage tacite, et il va de soi que ce gage sera prouvé dès que le contrat principal de louage sera lui-même prouvé, conformément aux art. 1714, 1715 et 1716.

Il y aura encore gage tacite au profit du dépositaire qui se trouve dans l'hypothèse prévue par l'art. 1948, aux termes duquel le dépositaire peut retenir le dépôt jusqu'à l'entier paiement de ce qui lui est dû à raison du dépôt ; et ici encore il faut évidemment appliquer les principes généraux en matière de preuve, et nullement les règles qui régissent spécialement le contrat de gage.

Ainsi encore, tout individu détenteur de la chose d'autrui qui a fait des avances pour le compte d'autrui en considération des objets dont il se trouvait nanti, doit être regardé comme ayant sur eux un droit de gage tacite. Le Code nous en offre un exemple dans l'art. 2102, § 5, qui accorde à l'aubergiste, pour ses fournitures, un privilége sur les effets que le voyageur a apportés dans l'auberge; une solution analogue doit être admise en faveur de ceux qui ont fait des frais pour la conservation de la chose, et qui en sont encore détenteurs. Enfin le voiturier doit être signalé comme ayant un gage tacite sur la chose voiturée.

Dans toutes les hypothèses que nous venons d'indiquer, il y aura un droit de gage, c'est-à-dire que le détenteur de la chose pourra exercer un droit de rétention. Mais les effets du gage tacite ne sont pas les mêmes que ceux du gage conventionnel proprement dit. Dans les rapports qui s'établissent entre le créancier et le débi-

teur, les effets du gage tacite seront non pas complètement, mais seulement à peu près les mêmes que ceux
du gage proprement dit ; il en sera tout autrement dans
les rapports qui pourront s'établir avec les tiers ; ainsi
nous verrons que le gage conventionnel donne à lui seul
et indépendamment de la qualité de la créance, un privilége au créancier gagiste , il n'en sera pas ainsi du gage
tacite.

II. *Règles spéciales au gage des créances.* — Quand
il s'agit de donner en gage les créances, le législateur exige d'autres formalités que nous indique l'article 2075 ; l'acte doit être signifié au débiteur. Le but
de cette signification est de mettre au jour le privilége
du créancier, d'éclairer sur sa nouvelle position le débiteur, et de mettre réellement le créancier en possession
à l'égard des tiers. Ici, comme nous l'avons déjà dit à l'occasion des énonciations exigées par l'art. 2074, la signification devra être faite antérieurement à l'époque où
les tiers à qui on l'oppose, ont eux-mêmes opéré une
main-mise sur le gage. Par exemple le créancier qui
reçoit en gage une créance n'a point de privilége à l'encontre d'un cessionnaire postérieur de la même créance ,
si la signification du nantissement est postérieure à celle
de la cession (Cass, 13 janvier 1845, D. p. 45. 1. 88).
Cette règle étant toute de rigueur pour que le créancier
soit saisi , la quotité de la créance est complètement
indifférente , et nous n'avons pas à signaler l'exception
que nous avons rencontrée dans la deuxième partie de
l'art. 2074.

Il faut donc, pour que la dation en gage d'une créance
produise tous ses effets, que signification soit faite au débiteur ; mais à quelle époque doit avoir lieu cette signification ? D'abord en ce qui touche le débiteur de la

créance donnée en gage, la signification lui sera valablement faite tant que ce dernier n'aura pas reçu notification d'une cession consentie au profit d'un autre, ou d'une saisie-arrêt pratiquée sur les poursuites d'un autre créancier, ou qu'il n'aura pas déjà volontairement accepté une cession consentie à un tiers. En ce qui touche, au contraire, le débiteur gagiste lui-même qui serait tombé en faillite, mais qui néanmoins aurait valablement constitué un gage sur une créance, faut-il que la notification ait lieu avant l'époque déterminée par le jugement déclaratif de faillite comme étant celle de la cessation des paiements, et avant les dix jours qui auront précédé cette époque? Aux termes de l'art. 446 Com., tous droits réels ou de nantissement constitués dans cette période sur les biens du débiteur pour *dettes antérieurement contractées*, sont nuls et de nul effet ; donc il n'en est pas de même du nantissement accordé concommittamment de la naissance de l'obligation ; par conséquent, si le gage et la créance qu'il doit garantir ont pris naissance ensemble, la notification sera valablement faite avant le jugement déclaratif de faillite. La signification, en effet, n'est qu'un complément du nantissement et on peut d'ailleurs jusqu'à un certain point appliquer à la matière du nantissement, par analogie, la disposition initiale de l'art. 448 Com. D'après cet article, les droits d'hypothèque et de privilège *valablement acquis* pourront être inscrits jusqu'au jour du jugement déclaratif de la faillite ; or la signification est au nantissement ce que l'inscription est à l'hypothèque.

4° Indépendamment des règles que nous venons d'exposer, il faut encore, pour que le contrat de gage produise ses effets, que le créancier ait été mis en possession du gage; que de plus il en garde la possession sauf le droit pour les parties de désigner un tiers à qui la possession sera remise (art. 2076). Le motif de cette disposition est facile à saisir; il ne faut pas, en effet, confondre le privilège engendré par le gage avec les causes ordinaires de préférence. Ces causes de préférence sont, d'après l'art. 2094, les privilèges et les hypothèques, et d'après l'art. suivant, le privilège est exclusivement attaché à la qualité de la créance; or il n'en est pas ainsi du privilège attribué au créancier-gagiste. Toute créance, en effet, est susceptible d'être garantie par un gage: par conséquent tout créancier, quel qu'il soit, peut, au moyen du gage, obtenir un privilège; mais il est manifeste que le privilège ne saurait, hors de cette situation, être accordé à une créance ne comportant pas cette faveur. C'est uniquement à la possession du gage que le créancier doit de pouvoir exercer un privilège que la nature de son titre était impuissante à lui conférer. En un mot, c'est parce que le créancier *tient* qu'il peut *retenir*, et l'exercice de ce droit de rétention se traduit à l'égard du débiteur lui-même, par la rétention proprement dite, et en outre à l'égard des tiers par l'exercice d'un privilège; mais comme ce droit de retenir n'est attaché qu'au fait matériel de la possession, il s'ensuit que si la possession vient à cesser, le droit lui-même disparaîtra, et voilà pourquoi l'art. 2076 n'exige pas seulement que le créancier ait été *mis*, mais de plus qu'il soit *resté* en possession. Tel est le fondement juridique de l'art. 2076. De puissantes considérations sont encore de nature à rendre indispensable la mise en possession du créancier. En effet, contrairement à ce qui avait lieu en Droit Romain, les meubles en Droit Français ne peuvent ja-

mais être affectés d'un droit réel, abstraction faite de la
tradition. Ainsi la vente d'un objet mobilier non encore
livré, ne transférerait pas à l'acheteur la propriété de la
chose à l'égard d'un second acquéreur de bonne foi qui
aurait reçu livraison de l'objet vendu ; d'un autre côté,
les meubles n'ont pas de suite par hypothèque (art. 2119):
donc il suit de ces nouveaux principes, que tout possesseur d'un objet mobilier doit en être présumé propriétaire à l'égard des tiers de bonne foi, et c'est, en effet,
ce que dit l'art. 2279 ; par conséquent tout objet mobilier est de plein droit considéré entre les mains du possesseur comme franc et libre de toute charge réelle, et
si le possesseur veut grever un objet mobilier d'une
charge réelle, il faut nécessairement qu'il abdique la
possession ; spécialement s'il veut utilement donner en
gage un objet mobilier, il faut qu'il cesse de le détenir,
car s'il ne se dessaisissait pas, on serait forcément conduit à admettre l'une des deux conséquences suivantes
dans le cas où le débiteur aurait postérieurement disposé
d'une manière quelconque de l'objet engagé : ou bien le
gage sera maintenu même à l'égard des concessionnaires
postérieurs de droits quelconques sur l'objet engagé, et
dans ce cas ces derniers seront frustrés; ou bien le gage
ne leur sera pas opposable, et dans ce cas ce sera le
créancier gagiste originaire qui verra disparaître sa garantie. Dans le premier cas, les tiers seront frustrés sans
avoir aucun reproche à s'adresser ; en effet, ils ont
traité avec le possesseur de l'objet engagé, et rien ne
pouvait leur révéler les droits antérieurement créés au
profit d'un autre ; il paraît même impossible d'organiser
pour les meubles un système de conservation et de publicité des droits réels comme pour les immeubles; la seule

publicité possible, c'est la possession qui fera même toujours présumer la propriété. Dans la seconde hypothèse, le créancier-gagiste qui n'aura pas été mis en possession, sera, il est vrai, également frustré ; mais s'il y a dans la loi une disposition qui fasse dépendre son privilége de sa mise en possession, il n'aura à s'en prendre qu'à lui-même de voir ses droits compromis ; c'est donc ce deuxième système que devait sanctionner le législateur.

Le créancier gagiste doit donc être mis en possession. C'est en général par la tradition que cette mise en possession pourra s'effectuer ; mais il ne sera pas toujours nécessaire qu'il y ait mise en possession matérielle de l'objet engagé, et le débiteur pourra se trouver saisi, par exemple, par la remise des clefs du local renfermant les marchandises. La mise en possession pourra résulter encore d'une tradition consensuelle ; ainsi, un détenteur précaire, à titre de locataire, de dépositaire, de commodataire, etc., pourra désormais, en vertu d'un titre régulier, détenir à titre de gage les objets dont il se trouvait déjà nanti ; les lois Romaines nous présentent plusieurs exemples de cette tradition consensuelle, notamment la loi 77. D. 96. 1 ; mais la mise en possession du créancier ne doit pas être le moins du monde équivoque, il ne faut pas qu'elle soit de nature à être ignorée des tiers, mais publique et réelle ; la possession purement civile qui serait transférée au créancier sans un acte qui empêche toute équivoque, ne saurait remplir le vœu de l'art. 2076, ce qui ne veut pas dire cependant que la mise en possession de l'objet engagé ne pourra pas avoir lieu au moyen, par exemple, de la remise des clefs du magasin où sont les choses engagées, nous venons d'avancer le contraire; nous admettons aussi qu'en matière commerciale la constitution de gage pourra résulter encore de la remise du connaissement ou de la lettre de voiture : c'est qu'en effet , ne l'oublions pas , la possession n'étant autre chose que la possibilité d'exercer des actes de puissance sur une chose, il s'ensuit que la tradition des pièces , clefs , documents, etc., indispensables pour exercer légitimement ce droit de puissance , doivent emporter nécessairement tradition de l'objet auquel s'applique soit le connaissement , soit la lettre de voiture ; en aliénant ces titres , le possesseur actuel s'est mis dans l'impossibilité de disposer de nouveau valablement des objets dont il s'agit , et les tiers qui consentiraient à traiter avec lui, alors qu'il ne peut exhiber ni le connaissement , ni la lettre de voiture , se verraient contraints de subir la peine de leur imprudence.

Si donc nous exigeons une mise en possession réelle , ce n'est point dans le but de proscrire la mise en possession qui aura lieu dans les hypothèses que nous venons d'examiner, ou dans d'autres analogues ; c'est uniquement pour respecter les conséquences de la maxime : *en fait de meubles, possession vaut titre*, et surtout pour rendre impossibles certaines fraudes dont les tiers pourraient être victimes. Ainsi , par exemple, le débiteur donne en gage à son créancier une paire de chevaux , mais le créancier n'est pas mis en possession réelle, ou du moins il rend au débiteur la possession de ces chevaux à titre de louage , ou à tout autre titre précaire , comme cela avait souvent lieu en Droit Romain ; il est clair que dans cette situation, le créancier ne pourra pas invoquer sa qualité de gagiste à l'égard des tiers à qui le débiteur aura aliéné, soit la propriété, soit la possession des chevaux engagés ; par conséquent il y aura encore impossibilité à concevoir la validité du contrat dans une hypothèse où, en Droit Romain, cette validité ne saurait faire question. Ainsi encore, un individu vend une bibliothèque dont il se réserve l'usufruit : l'acquéreur devient immédiatement propriétaire en vertu de ce qu'on appelle en Droit Romain un *constitut possessoire*, et maintenant si le nu-propriétaire de cette bibliothèque veut donner sa nu-propriété en gage à son créancier et lui transférer ses droits en cas de non paiement, il est manifeste que cette opération ne pourra jamais être opposée à ceux qui auraient postérieurement traité de bonne foi ; soit avec l'usufruitier, soit avec le nu-propriétaire de la bibliothèque ; cependant on peut dire que théoriquement le nu-propriétaire est réellement possesseur juridique de la bibliothèque, ainsi que le créancier à qui il aurait voulu conférer un droit de gage.

La mise en possession doit avoir lieu antérieurement à l'époque où des droits sur les objets engagés peuvent avoir été valablement conférés à des tiers, et nous ferons remarquer qu'ici doit s'appliquer également ce que nous avons dit à propos de la signification au débiteur qui doit, en cas de faillite, être faite avant le jugement déclaratif, s'il s'agit d'un gage concédé en même temps que l'obligation principale, et avant la période suspecte, s'il s'agit d'un surcroît de garantie. Il suit de là que dans nombre de circonstances la question de savoir à quelle époque la mise en possession réelle a eu lieu pourra avoir une grande importance. Cette hypothèse se réalisant, comment sera prouvée la mise en possession ? Il faut distinguer : ou bien les termes de l'acte constitutif de gage établissent d'une manière non équivoque que le créancier a été réellement investi de la possession, ou bien les termes de l'acte se réfèrent au futur et constatent uniquement l'obligation que prend le débiteur de donner une chose en gage. Dans le premier cas, la preuve résultera de l'acte constitutif de gage lui-même, sauf aux tiers intéressés à prouver que la réalité des faits n'est pas en rapport avec les énonciations de l'acte, et que la mise en possession n'a eu lieu que postérieurement à la rédaction du contrat. Dans la deuxième hypothèse, où les termes de l'acte se réfèrent à une mise en possession future, le créancier fera sagement de faire constater, par procès-verbal d'huissier, la date de son nantissement pour éviter toute contestation ultérieure avec les tiers. Mais que décider quand il n'aura pas pris cette précaution? Remarquons que la question ne peut surgir que si le créancier gagiste est en fait possesseur actuel de l'objet engagé, et la question se réduit à savoir à quelle époque remonte cette mise en possession et si par conséquent elle peut être opposée à la masse de la faillite. La présomption devrait être, ce semble, en faveur du créancier qui possède, et dont la possession a pour fondement un titre antérieur à la période suspecte. Mais il vaut mieux admettre la solution contraire, par la raison que c'est à celui qui invoque un droit de préférence à justifier de l'existence de toutes les circonstances auxquelles la loi a attaché cette faveur.

D'après l'art. 2076 il n'est pas nécessaire que le créancier soit lui-même mis en possession. Ce n'est pas tant, en effet, la mise en possession du créancier que la dépossession du débiteur qui est exigée par la loi;

par conséquent un tiers désigné par les parties pourra être efficacement mis en possession du gage. Toutefois, il faut que la personne de ce tiers soit tout-à-fait distincte de celle du débiteur, de façon à ce que la dépossession de ce dernier ne soit pas équivoque. Il nous semble donc qu'il n'y aurait pas dépossession suffisante au point de vue de la loi si, par exemple, les parties avaient désigné, comme devant recevoir la possession de chevaux donnés en gage, un fermier du débiteur ou un cocher habituellement à son service, etc. En un mot, le tiers possesseur désigné doit être dans une indépendance telle à l'égard du débiteur que les tiers ne soient pas portés à considérer ce détenteur conventionnel comme détenant l'objet pour le compte exclusif du débiteur lui-même. Il est d'ailleurs certain que si le tiers, abusant de la possession qui lui a été donnée, livrait la même chose en gage à une autre personne de bonne foi, la maxime : *En fait de meubles, possession vaut titre*, validerait l'opération.

Il faut ne pas perdre de vue que cette nouvelle formalité, comme celles dont nous nous sommes déjà occupé, a uniquement pour but de protéger les tiers contre les manœuvres dolosives qui pourraient porter atteinte à leurs droits, en les éclairant sur la véritable situation de leur débiteur. Ce sont là les conditions que doit remplir le gage pour que le *privilége* qu'il crée puisse valablement être exercé à l'encontre des tiers. Ainsi, le débiteur et ses héritiers ne sauraient être admis à se prévaloir du défaut de la mise en possession. A leur égard, le contrat de gage existe indépendamment de toute forme spéciale, dont l'absence pourra être exclusivement opposée par les autres créanciers à celui d'entr'eux qui voudra exercer le privilége résultant à son profit d'un gage constitué en dehors des prescriptions de la loi.

CHAPITRE III.

Effets du Gage.

Pour étudier et reconnaître d'une manière satisfaisante les conséquences diverses qu'entraîne la constitution de gage, il faut avoir soin de distinguer les rapports qui s'établissent entre les parties de ceux qui pourront s'établir avec les tiers. Dans les rapports du créancier avec le débiteur, nous trouvons le droit de rétention : dans ceux du créancier gagiste avec les tiers au droit de rétention, se joint un privilége.

Il faut remarquer tout d'abord que les règles qui vont suivre sont communes au gage tacite et au gage conventionnel.

De même qu'en Droit Romain, le gage transporte au créancier la possession de l'objet donné en gage dont le débiteur continue d'être propriétaire, et l'art. 2079, en nous disant que le gage est entre les mains du créancier un simple dépôt assurant l'exercice d'un privilége, nous fait clairement voir que le débiteur conserve l'exercice de tous ses droits compatibles avec la possession accordée au créancier. De là il suit que le débiteur peut vendre ou donner la chose engagée, en faire l'objet d'une constitution dotale, etc.; seulement les tiers au profit de qui le débiteur aura consenti l'aliénation, ne pourront utiliser leur titre qu'en cas de libération complète du débiteur gagiste ; et dans l'hypothèse où la vente du gage aurait lieu sur les poursuites du créancier gagiste, ils seront subrogés aux droits du débiteur, pour obtenir la portion du prix de vente excédant le montant de la dette.

Il résulte encore de ce principe que la chose donnée en gage, faisant toujours partie des biens du débiteur, doit continuer à former le gage commun de ses créanciers, sauf le privilège réservé au créancier gagiste ; par conséquent, les créanciers du débiteur gagiste, autre que celui qui a obtenu à son profit la constitution du gage, pourront faire une saisie-arrêt entre les mains du créancier gagiste, pour empêcher le débiteur de rentrer en possession de la chose engagée, au préjudice de leurs droits ; ils pourront même faire pratiquer sur les objets du gage une saisie-exécution, en remarquant toutefois qu'il ne pourra pas être procédé à la vente tant que le créancier gagiste conservera son droit de rétention et que le prix de la vente ne leur sera distribué qu'après le désintéressement de ce dernier.

Il peut arriver quelquefois qu'il y ait lutte entre deux créanciers. Le cas échéant, qui devra-t-on préférer?... Ainsi un locataire est tombé en arrérage, les meubles garnissant les locaux loués, sont le gage du bailleur (c'est un cas de gage tacite) ; le locataire déplace ses meubles sans le consentement du propriétaire, et les transporte dans un autre local loué à un autre propriétaire qui, par le fait, obtient également un gage tacite sur les mêmes meubles. Il est évident que le premier bailleur sera préféré au deuxième, s'il exerce sa revendication dans les délais utiles (art. 2102 § 1, *in fine*). Mais il peut arriver que le locataire, après avoir déplacé

les objets garnissant les locaux loués, les ait formellement et régulièrement donnés en gage à un autre créancier : la même solution est encore applicable à cette hypothèse dans laquelle cependant il nous paraît que le
premier bailleur doit agir par la saisie-revendication plutôt que par la saisie-gagerie. Si dans ces deux hypothèses nous donnons la préférence au premier créancier
gagiste, ce n'est pas que la deuxième constitution de
gage nous paraisse entachée de nullité : le débiteur, en
effet, a pu valablement donner en gage les objets garnissant les locaux loués, seulement il n'a pas pu le faire
au préjudice des droits du propriétaire ; mais si ce dernier venait à être désintéressé ou à laisser passer les délais utiles pour la revendication, rien n'empêchera la
deuxième constitution de gage de produire tous ses effets.
Remarquons que c'est là une des rares hypothèses où,
en Droit Français, un objet mobilier peut être à la fois
réellement possédé par une personne *cum animo hanc
rem sibi habendi*, et civilement possédé par une autre de
la même manière.

De ce que le débiteur est toujours propriétaire de
l'objet engagé, il suit encore qu'il devra subir pour son
compte personnel les événements qui viendront améliorer, détériorer ou même détruire la chose donnée en gage;
par conséquent si cette chose est assurée et vient à périr, l'indemnité sera due au débiteur. Alors les droits du
créancier gagiste se trouvent éteints et ne peuvent pas
de plein droit être transportés sur le montant de l'indemnité, car cette indemnité ne représente pas le moins du
monde l'objet assuré, mais uniquement la prime payée
par l'assuré, de telle sorte qu'il sera impossible de
prétendre appliquer la règle *pretium succedit in locum rei*.

L'indemnité due en cas de perte de la chose engagée deviendra donc le gage commun des créanciers du débiteur, et le créancier gagiste ne pourra prétendre à aucune cause de préférence. Pour échapper à ce résultat et conserver ses garanties, le créancier gagiste devra se faire consentir par le débiteur cession de l'indemnité éventuelle qui sera due en cas de sinistre, et faire notifier cette cession à l'assureur. L'art. 2079, comme nous l'avons déjà dit, assimile le gage à un dépôt dans les mains du créancier, par conséquent il ne peut pas, comme en Droit Romain, faire tourner à son profit la chose formant l'objet du gage.

Il devra lorsqu'il sera intégralement désintéressé, restituer la chose *cum omni causâ*, et c'est par application de ce principe que l'art. 2081 dispose que si l'objet du gage est une créance qui porte intérêts, le créancier devra les imputer sur les intérêts ou le capital de la dette, suivant que la dette garantie est ou non productive d'intérêts.

De ce qu'aux termes de l'art. 2079, le créancier gagiste n'est que dépositaire du gage dont le débiteur reste propriétaire jusqu'à l'expropriation, il suit que le créancier ne peut disposer lui-même du gage (art. 2078), sauf à lui à faire ordonner en justice que ce gage lui demeurera en paiement et jusqu'à due concurrence, d'après une estimation faite par experts, ou qu'il sera vendu aux enchères publiques; enfin la disposition finale de cet art. 2078, en déclarant nulle toute clause qui autoriserait le créancier à s'approprier le gage en cas de non paiement ou à en disposer comme propriétaire sans remplir les formalités prescrites par la loi, prohibe la clause connue sous le nom de *pacte commissoire*, pacte

qui, on se le rappelle, avait été proscrit dans la jurisprudence Romaine. En effet il importe de protéger le
débiteur contre une clause aussi exorbitante qui a presque toujours pour effet de rendre le créancier propriétaire d'une chose dont la valeur excède le montant de la
créance. Ce qui caractérise le *pacte commissoire*, et ce
qui constitue principalement le caractère odieux de cette
convention, c'est qu'il donne *actuellement* au créancier
le droit de s'approprier le gage s'il n'est pas payé à l'é-
chéance, c'est-à-dire, si une condition que le débiteur
espère pouvoir éviter vient à se réaliser. Le débiteur
sera toujours porté, alors surtout qu'il est sous la pression de son créancier, à lui céder la propriété de la chose
engagée dans le cas où il ne pourrait pas le payer à
l'échéance, d'autant plus que le débiteur espère toujours
pouvoir se libérer : *Sæpe enim de facultatibus amplius
quam in his est sperant homines*, dit Gaïus (l. 10. D. 40,
9), dans une situation différente de la nôtre, mais où il
se présente aussi une de ces circonstances nombreuses
où l'homme se fait de grandes illusions sur ses ressour-
ces personnelles présentes ou futures. Cette vente conditionnelle dont nous parlons peut intervenir dans deux
situations différentes ; ou bien le pacte commissoire peut
être adjoint à un contrat de gage *in continenti*, ou bien
seulement *ex intervallo* ; dans le premier cas il ne saurait
y avoir de difficulté ; si le pacte commissoire est inséré
dans le contrat de gage lui-même, il sera nul et de nul
effet, mais la convention principale sera conservée.
Ajoutée après coup, *ex intervallo*, une pareille convention devrait, ce semble, être aussi annulée sans qu'il y
ait lieu à distinguer entre l'hypothèse où cette convention a eu lieu avant l'échéance de la dette ou après l'é-

chéance qui est venue surprendre le débiteur impuissant à payer. D'abord si la dette était déjà devenue exigible, il est clair que le débiteur se trouve vis-à-vis du créancier absolument dans le même état de dépendance qu'au moment où la créance a pris naissance ; mais, alors même que le débiteur aurait encore un délai assez long pour payer, on ne pourrait pas soutenir que rien dans cette situation ne l'oblige à consentir à la commise du gage en faveur du créancier, que par conséquent il a librement consenti, et par suite qu'il faut respecter la loi du contrat. En effet, il n'est pas vrai de dire que le débiteur dans cette hypothèse est complètement à l'abri de la pression du créancier ; il y a mille circonstances qui peuvent le pousser malgré lui à consentir une pareille clause ; par exemple, la menace de la part du créancier de céder son titre à une personne envers laquelle le débiteur a tout intérêt à n'être pas lié. D'abord le législateur présume toujours un calcul déloyal de la part du créancier, et c'est sur le fondement de cette présomption, qui ne peut pas tomber devant la preuve contraire, que ce pacte est toujours annulé par la loi, dans l'intérêt du débiteur.

Le pacte commissoire est annulé, avons-nous dit, parce que le débiteur n'est pas libre, et en second lieu, parce que la valeur de la chose engagée peut excéder le montant de la créance ; en un mot, parce que le débiteur, dominé par le créancier, lui aurait consenti la vente conditionnelle du gage moyennant un prix qui ne sera autre que le montant de la créance elle-même, lequel se trouvera presque toujours réellement inférieur à la valeur de la chose engagée ; dès-lors, il semblerait possible de valider la convention d'après laquelle le créancier, en cas de non paiement à l'échéance, deviendrait alors propriétaire de la chose engagée, moyennant un prix *actuellement* fixé par l'arbitrage d'un tiers désintéressé. Dans cette situation, il semble que le débiteur n'a pas à craindre de se voir dépouillé de sa chose moyennant un prix inférieur à sa valeur réelle ; cependant il n'en est pas ainsi, car l'estimation, quoique faite par un tiers désintéressé dans l'affaire, peut cependant n'être pas en rapport avec la valeur de l'objet engagé, et le débiteur n'est pas libre de repousser cette estimation. Cette clause présente les mêmes inconvénients que le *pacte commissoire* ordinaire et au fond ne sera pas autre chose. Il n'y aura point, au contraire, pacte commissoire si la convention porte qu'en cas de non paiement à l'échéance, le créancier deviendra propriétaire d'après une estimation qui, à ce moment-là *seulement*, sera faite amiablement entre les parties ou abandonnée à l'arbitrage d'un tiers.

On s'est demandé si l'on devait considérer comme un pacte commissoire la clause par laquelle il a été convenu que faute par le débiteur d'avoir acquitté la dette à l'échéance, le créancier recevrait en paiement, non plus un objet quelconque donné en gage, mais bien une chose déterminée à prendre dans le patrimoine du débiteur ? Mæstertius soutient que c'est là un pacte commissoire qui doit être annulé : MM. Troplong et Dalloz au contraire, considèrent cette clause comme une dation en paiement n'ayant rien de répréhensible, et ils invoquent à l'appui de leur opinion un arrêt de la Cour de Cassation du 1er juillet 1844. Cette dernière opinion nous paraît sinon complètement erronée, du moins beaucoup trop absolue, et nous préférons admettre, du moins en principe, la manière de voir de Mæstertius. En effet il est tout d'abord évident qu'au moyen de cette clause le débiteur peut se trouver contraint à vendre une chose d'une assez grande valeur, pour un prix relativement minime (le montant de la créance). On oppose à cette considération que le débiteur restant toujours détenteur de la chose conditionnellement vendue, peut l'aliéner valablement, et par cette aliénation faire évanouir les sûretés accordées à son créancier qui, s'il voulait agir contre l'acquéreur, se verrait repoussé par la maxime, *en fait de meubles possession vaut titre*. Et alors on fait remarquer qu'annuler une pareille clause, c'est gratuitement dépouiller de ses garanties un créancier qui, loin d'accumuler les sûretés, s'est contenté de la plus minime, puisqu'elle dépend en quelque sorte du caprice du débiteur. Cette observation ne nous touche pas, et quand M. Dalloz dit que la conduite d'un pareil créancier n'est pas celle d'un usurier, il nous semble au contraire que tel sera souvent le caractère de celui qui prête à de telles conditions. Le créancier en effet, pour garantie d'une somme souvent minime, pourra stipuler la vente d'un objet de grande valeur ; il est vrai que l'objet reste entre les mains du débiteur qui pourra l'aliéner à son préjudice, mais il est évident que si le débiteur est honnête, l'aliénation ne sera pas à craindre. Dans tous les cas c'est une spéculation déloyale et cupide que fait le créancier, car il s'expose à perdre la garantie de sa créance qui peut n'être pas fort importante, il court d'un autre côté la chance de faire entrer dans son patrimoine un objet d'un plus grand prix ; or c'est précisément cette spéculation que le législateur a voulu éviter en prohibant le pacte commissoire, et la raison donnée par les partisans de l'opinion contraire ne sont pas exactes puisqu'elles ne peuvent être bonnes que si le débiteur est un malhonnête homme se jouant de son créancier et de sa parole.

Quoi qu'il en soit d'ailleurs de ce qui précède, toujours est-il qu'en admettant le système de M. Troplong, il faudra toujours au moins faire une distinction qu'il ne fait pas lui-même. N'est-il pas certain, en effet, que la clause dont nous nous occupons devrait être annulée, si au lieu d'être isolée elle se trouvait combinée avec un contrat de gage? Par exemple : le créancier a reçu en gage tels objets spécialement déterminés dont il a été mis en possession, et de plus il a été convenu que dans le cas de non paiement il aurait à son choix ou la faculté de provoquer la vente du gage, conformément à l'art. 2078, ou bien le droit de se payer en prenant dans le patrimoine du débiteur tel objet d'ores et déjà déterminé, mais ne faisant point partie du gage. N'est-il pas évident que les raisons particulières qui ont déterminé le législateur à prohiber le pacte commissoire se retrouvent complètement, sans qu'on puisse prétendre que l'annulation de cette clause enlève au créancier l'unique garantie qui pouvait assurer le paiement de sa créance?

M. Troplong (du Gage n° 393) examine encore une question assez délicate. Le pacte commissoire, dit-il, n'est défendu que parce qu'il prive le débiteur de la propriété de sa chose sans garantie possible contre la fraude du créancier; mais lorsque le pacte commissoire n'aboutit pas à ce résultat extrême, attendu que le créancier n'est pas investi de la chose à un titre de pleine propriété, il n'y aura pas lieu d'annuler le pacte commissoire. Ce principe nous paraît évident; il s'agit seu-

lement de trouver une hypothèse où l'on puisse en
faire l'application, c'est-à-dire une hypothèse où le pacte
commissoire ne dépouillera pas complètement le débiteur
et n'investira pas complètement le créancier de la propriété. Or il nous semble que c'est de toute impossibilité, car l'exemple même proposé par M. Troplong ne
nous semble pas le moins du monde réaliser une application du principe. «Une femme, dit-il, promet à son
« mari, ou un beau-père à son gendre une somme de
» 20,000 francs à titre de dot; un gage est donné pour
» sûreté de cette promesse, et il est convenu que si
» à tel jour la somme n'est pas payée, le gage sera
» converti en chose dotale. Cette clause est valable, dit
» M. Troplong: elle ne prive pas la femme de sa pro-
» priété, puisqu'elle la retrouve à la dissolution du ma-
» riage; elle n'en prive pas non plus le beau-père, puis-
» qu'à la même époque, il la retrouve par lui ou par
» sa fille. C'est un pacte matrimonial qui est plutôt dans
» l'intérêt du mariage; aucune raison solide ne porte à
» l'ébranler. »

Il nous semble, au contraire, que la femme est réellement privée de sa propriété. En effet, il ne faut pas
perdre de vue que le gage ne peut porter que sur des
objets mobiliers, et qu'aux termes de l'art. 1551, si
la dot consiste en objets mobiliers mis à prix par le
contrat, le mari en devient propriétaire et n'est débiteur que du prix donné au mobilier; nous trouvons ici
tous les inconvénients du pacte commissoire, car les
objets mobiliers donnés en gage par la femme ou le
beau-père, peuvent avoir une valeur bien supérieure au montant de la dot; donc la clause ne sera
valable que tout autant qu'il aura été inséré dans le con-

trat que l'estimation donnée à ces objets mobiliers n'en transfère pas vente au mari, c'est-à-dire uniquement dans l'hypothèse qui est l'opposé contradictoire du pacte commissoire. Il faut remarquer, en effet, que les objets mobiliers donnés en gage sont *ipso facto* évalués à vingt mille francs dans l'espèce proposée par M. Troplong. Voudrait-on soutenir que l'espèce actuelle doit au contraire être considérée comme contenant implicitement la réserve que l'estimation n'en transporte pas vente au mari ? Nous n'y voyons pas d'inconvénient ; seulement alors la question de savoir s'il y a là un pacte commissoire ne peut pas se présenter.

Maintenant que nous avons établi d'une manière exacte quelle est la véritable position faite par la loi aux parties intéressées dans le contrat de gage, étudions les conséquences de cette position, c'est-à-dire, *le droit de rétention*.

Tant que le créancier non payé *tient* le gage, il le *retient*. Quels sont les caractères et l'étendue de ce droit de rétention ? Ce droit est destiné à assurer le paiement de la créance *in solidum*, pour le tout. Il suit de là que le gage doit être indivisible, que par conséquent le paiement partiel qui aurait pu être accepté par le créancier ne libérerait pas le gage qui continuerait à répondre du solde (2082). Aussi l'art. 2083 dit-il que «le gage est in- » divisible nonobstant la divisibilité de la dette entre les » héritiers du débiteur, ou ceux du créancier. — L'hé- » ritier du débiteur, qui a payé sa portion de la dette, » ne peut demander la restitution de sa portion dans le » gage, tant que la dette n'est pas entièrement acquittée. » — Réciproquement, l'héritier du créancier, qui a » reçu sa portion de la dette, ne peut remettre le gage

» au préjudice de ceux de ses co-héritiers qui ne sont
» pas payés. »

Il faut toutefois remarquer que l'indivisibilité du gage
ne fait pas obstacle à la division de l'obligation principale ; par exemple, le créancier gagiste peut bien retenir
le gage jusqu'à l'entier acquittement de sa créance, mais
il ne pourra pas pour cela refuser le paiement qu'un des
héritiers du débiteur lui offrirait pour sa part.

La loi, en décrétant l'indivisibilité du gage, a présumé
que l'intention des parties était de le rendre tel, et c'est
en prenant pour point de départ cette volonté présumée
des parties, qu'elle a déclaré dans l'article 2082, § 2,
que s'il existait de la part du même débiteur, envers le
même créancier, une autre dette contractée postérieurement à la mise en gage, et devenue exigible avant le
paiement de la première dette, le créancier ne pourra
être tenu de se dessaisir du gage avant d'être entièrement
payé de l'une et de l'autre dette, lors-même qu'il n'y
aurait eu aucune stipulation pour affecter le gage au paiement de la seconde. Mais faut-il dans ce dernier cas une
convention expresse, rédigée conformément à l'article
2074, pour que le gage ait effet vis-à-vis des tiers ? Il
est évident que la question ne peut se poser entre les
parties pour lesquelles le droit de rétention existera toujours. Quant à exiger à l'égard des tiers le renouvellement des formalités prescrites par l'art. 2074, il semble
que ce serait aller trop loin. D'abord, en effet, il ne faut
pas croire que la créance, garantie par le gage, doive
nécessairement être définitivement déterminée à partir
de la constitution même du gage. Dans beaucoup de cas,
il n'en est pas ainsi, et nous voyons la créance garantie
par le gage grossir indéfiniment sans que les tiers puis-

sent se plaindre. Ainsi , par exemple , il est certain que les fournitures faites par un hôtelier à un voyageur dont les effets sont déposés dans son hôtellerie , peuvent augmenter indéfiniment , de manière à absorber l'entière valeur des effets déposés , sans que les tiers puissent se plaindre. Il n'y a pas de raison, s'il en est ainsi dans le cas de gage tacite , pour qu'il en soit autrement dans les cas ordinaires et que les créanciers puissent se plaindre de l'accroissement de la créance garantie par un gage formel. Mais il va de soi que s'il est inutile de rédiger un contrat exprès , conformément à l'art. 2074 , il faut toujours que la deuxième dette soit constatée par un acte ayant date certaine avant la saisie ou avant la faillite ; comme aussi dans le cas où le gage consisterait en une créance , il faudra nécessairement que le débiteur de la créance engagée ait reçu notification de l'acte constatant la nouvelle dette , parce que jusqu'à ce moment le créancier ne se trouve saisi par rapport à lui qu'à concurrence de la première dette. Tels sont les effets de l'indivisibilité du gage. Disons cependant que le gage n'est indivisible que par nature et non par essence, que par suite , rien n'empêche les parties de convenir qu'à chaque paiement partiel une partie correspondante du gage sera libérée.

Nous avons dit que c'est la volonté présumée des parties qui sert de base à la disposition par laquelle une dette postérieure à la constitution de gage se trouve néanmoins garantie par ce même gage. Mais pour qu'il en soit ainsi , la deuxième dette doit revêtir certains caractères que nous allons tâcher de bien déterminer. Il faut que cette deuxième dette résulte de rapports contractuels intervenus entre le créancier et le débiteur

gagiste personnellement. Alors seulement on peut considérer, d'une part le créancier comme n'ayant consenti
à faire de nouvelles avances qu'en contemplation du
gage qu'il détenait déjà, et d'autre part le débiteur
comme ayant consenti à ce que le gage déjà constitué
pour une première créance, servit aussi de garantie à
la deuxième. Si, au contraire, la nouvelle dette résul-
tait de rapports indirects, il serait impossible d'interpréter dans le même sens la volonté des parties et
par suite, la base de la loi manquerait. Par exemple,
Primus est créancier-gagiste de Secundus, mais plus
tard Primus se fait céder par *Tertius*, autre créancier
du même débiteur, un titre de créance contre ce dernier,
et se trouve ainsi d'abord créancier personnel de
Secundus, pour la créance déjà garantie par le gage,
en second lieu nanti d'une nouvelle créance en vertu
de la cession qui lui a été consentie. Dans cette hypothèse, évidemment, Primus ne saurait prétendre conserver le droit de rétention pour obtenir paiement de
la deuxième créance dont il n'est que cessionnaire, car,
à ce dernier titre, il ne peut exercer les droits cédés que
de la manière dont le cédant aurait pu lui-même les
exercer.

Autre hypothèse. Primus est créancier gagiste de
Secundus, Tertius décède laissant un testament aux
termes duquel Secundus est institué légataire universel,
et Primus a droit à un legs particulier de quantité.
Voilà Primus créancier de Secundus en vertu du testament. Il est clair ici encore que Primus ne pourra pas
prétendre faire servir le gage à la garantie de cette
seconde créance.

Il ne suffit pas que la deuxième dette naisse de

rapports personnels et directs entre les parties pour qu'il y ait lieu d'appliquer le § 2 de l'art. 2082; il faut de plus que la deuxième dette devienne exigible avant le paiement de la première ou tout au moins en même temps. Cependant, même dans le cas où la deuxième dette ne deviendrait exigible qu'après l'échéance de la première, si celle-ci n'avait pas encore été payée, on serait encore dans les termes de l'art. 2082, qui requiert l'exigibilité de la deuxième dette avant le *paiement* et non pas uniquement avant l'échéance de la première.

Le droit de rétention, dont nous venons d'examiner les effets en ce qui touche les rapports qui se produisent entre le débiteur et les créanciers gagistes, peut encore, ainsi que nous avons eu déjà l'occasion de le signaler, s'exercer vis-à-vis des tiers, et c'est au moyen de ce droit de rétention que le créancier nanti de la possession repoussera l'action, soit du véritable propriétaire du gage, soit des autres créanciers du débiteur, qui voudront faire valoir leurs droits sur l'objet engagé. Mais ce n'est pas uniquement pour créer cet avantage au créancier que le droit de gage a été constitué; aux termes de l'art. 2073, le gage confère au créancier le droit de se faire payer sur la chose qui en est l'objet par privilège et par préférence aux autres créanciers.

Le privilège concédé au créancier gagiste est une conséquence directe du droit de rétention, bien mieux, on peut soutenir que ce privilège n'est même au fond des choses que le droit de rétention s'exerçant sur le prix à l'égard des tiers.

La chose donnée en gage a été vendue sur la poursuite du créancier gagiste nanti de la possession, et ses droits après la vente sont évidemment transportés sur le prix; ici l'on peut dire *pretium succedit in locum rei*, et le créancier gagiste continuera de détenir le prix à concurrence de ce qui lui est dû, par l'intermédiaire de l'officier ministériel chargé de la vente, qui n'est en réalité que son mandataire. Lorsqu'il s'agira de distribuer le prix aux divers créanciers, le gagiste retiendra tout d'abord ce qui lui est nécessaire pour se couvrir des sommes prêtées. Nous pouvons donc affirmer l'identité du droit de rétention et du droit de préférence accordé au créancier gagiste; ce sont deux manifestations diverses du même droit.

Mais d'où dérivent les droits conférés au créancier possesseur du gage?... De la volonté libre des parties; d'où il résulte que l'identité que nous venons d'établir entre le privilége et le droit de rétention ne peut se rencontrer que si les parties sont tombées d'accord pour la constitution d'un *pignus* proprement dit. Par conséquent il n'est pas surprenant que cette identité ne se retrouve pas dans certaines hypothèses où la volonté des parties n'a pas voulu l'établir, en d'autres termes, que dans certaines hypothèses de gage tacite, le créancier gagiste jouisse du droit de rétention sans avoir de privilége à l'égard des tiers : ainsi, le dépositaire, le commodataire, etc., ont le droit de rétention contre le propriétaire de la chose, et ne peuvent opposer leur droit aux créanciers privilégiés, ayant sur la chose une cause de préférence. Dans ce cas, le droit de rétention existe, mais sans être suivi du privilége. Au contraire, dans certaines hypothèses inverses le privilége subsiste même quand le droit de rétention a disparu : ainsi le voiturier qui a perdu la détention de la chose, peut, dans une certaine opinion, conserver son privilége, et enfin le créancier gagiste lui-même, qui se trouve en fait détenteur de la chose, mais dont le titre n'est pas régulier, pourra bien retenir la chose vis-à-vis du débiteur mais non vis-à-vis des autres créanciers, ce qui revient à dire que si en principe le droit de rétention et le droit de privilége sont indépendants l'un de l'autre et peuvent exister isolément, il n'en est pas de même lorsque la volonté des parties est parvenue à constituer régulièrement un gage formel, auquel cas il sera vrai de dire que les droits de gage et de privilége se confondent.

Nous avons vu que le privilége du créancier gagiste, qui n'est en définitive autre chose que le droit de rétention, est exclusivement fondé sur le fait de la possession. Il en résulte que le gagiste sera incontestablement préféré au vendeur non payé. Aussi dans l'hypothèse où nous voyons la loi autoriser le vendeur à revendiquer entre les mains d'un tiers nanti de la possession les marchandises livrées au débiteur, nous remarquons que le législateur oblige le revendiquant à rembourser au tiers détenteur les avances qu'il a faites (art. 576 Com.). Le créancier gagiste doit encore être préféré au bailleur dans l'hypothèse dont nous avons déjà parlé où le locataire a déplacé les meubles pour les donner en gage; mais que faut-il décider lorsque le privilége du gagiste se trouve en concours avec les priviléges généraux sur les meubles, tels que les frais funéraires, de dernière maladie, etc.? Cette question, vivement controversée, ne paraît pas avoir été envisagée sous son véritable point de vue. Au lieu de l'examiner d'une manière purement théorique en nous demandant si le privilége du gagiste doit ou non primer les priviléges généraux sur les meubles, nous croyons qu'il vaut mieux examiner ce qui arrivera dans le cas où le privilège du créancier gagiste se trouvera en concours, soit avec le créancier qui a fait l'avance de frais de justice, soit avec les divers créanciers énumérés dans l'art. 2101 C. N. Voyons d'abord ce qui arrivera en cas de concours entre deux privilèges, l'un relatif au gage, l'autre aux frais de justice.

Et d'abord, comment ce concours peut-il s'établir ? Il nous semble impossible qu'il puisse exister, car dire qu'il y a concours entre le privilège du gagiste et le privilège de celui qui a fait l'avance de frais de justice, c'est supposer que l'objet engagé a été vendu sur les poursuites d'un créancier autre que le gagiste, c'est-à-dire que l'objet oppignoré a été saisi-exécuté par un tiers entre les mains du créancier gagiste, sans que ce dernier ait invoqué son droit de rétention ; que cet objet a été vendu sans aucune opposition de la part du créancier qui le détenait ; c'est admettre, en un mot, que ce dernier a perdu la possession, et, par suite, son droit de privilège. Il n'y a donc aucune espèce de raison qui puisse faire hésiter sur la solution que doit recevoir la question, envisagée uniquement au point de vue du créancier gagiste et du créancier qui a fait l'avance des frais de justice ; car, dans cette hypothèse, il ne peut y avoir réellement concours, puisque le créancier gagiste a perdu la possession. Cependant le concours pourrait avoir lieu dans l'hypothèse suivante : le créancier gagiste provoque la vente du gage aux enchères publiques ; le gage est vendu par les soins d'un commissaire-priseur et produit une somme suffisante pour désintéresser intégralement le créancier gagiste. Mais d'autres créanciers font opposition entre les mains du commissaire-priseur chargé de la vente, et la distribution par contribution s'ouvre sur la poursuite d'un créancier opposant; il y aura concours entre le privilége pour les frais de poursuite de distribution dus au créancier opposant et le privilége du créancier gagiste.

Il nous paraît difficile d'accorder la préférence au privilége destiné à couvrir les frais de justice. En effet, l'art. 662 du Cod. de Proc. Civ. dispose que les frais de poursuite en matière de distribution par contribution seront prélevés, par privilége, avant toute autre créance autre que celle pour loyers dus au propriétaire. Or, voici le motif de cette disposition : cet article est la conséquence de l'article précédent, qui donne au propriétaire le droit de faire statuer préliminairement sur son privilége par le juge-commissaire; et s'il en est ainsi c'est que la loi a pris en considération la qualité du privilége accordé au bailleur, qui est un vrai créancier gagiste, et nous montre ainsi clairement que le créancier nanti de la possession doit passer avant celui qui a avancé les frais de justice.

L'article 662 Proc. ne donnant strictement un droit d'antériorité qu'au bailleur, doit-il être considéré comme le refusant aux autres créanciers gagistes? Nous ne le pensons pas; et si l'article 662 Proc. ne parle que du bailleur, c'est que le concours n'était de nature à se présenter en général qu'avec le bailleur. Nous avons établi, en effet, qu'il ne saurait y en avoir dans le cas d'un gage formel; et si, en fait, il peut se présenter le cas d'une lutte entre le créancier opposant qui poursuit la distribution et le créancier gagiste qui a poursuivi la vente. Il serait absurde de faire payer par le créancier gagiste les frais

d'une distribution inutile. Par exemple, il est dû 500 fr.
au créancier gagiste; l'objet engagé s'est vendu 600 fr.,
somme suffisante pour désintéresser ce créancier et payer
les frais de poursuite; d'autres créanciers font témérai-
rement des oppositions qui ont pour effet d'empêcher
le créancier gagiste de retirer ce qui lui est dû; l'un
des opposants ouvre une distribution par contribution
dont le résultat ne peut être douteux. Evidemment une
pareille conduite de la part du créancier opposant ne
s'explique que par le désir d'absorber en frais de justice
la somme à distribuer, au préjudice du créancier gagiste, qui, lui, n'avait aucune initiative à prendre.
Aussi, dans cette hypothèse, paraît-il difficile de rendre
le créancier gagiste responsable de la morosité des opposants. S'il en est ainsi dans le cas de frais de justice,
à *fortiori*, le même résultat devra-t-il se produire
pour les autres priviléges généraux énoncés dans l'article 2101? Il est en effet de principe que les priviléges attachés à la faveur due à la possession, doivent,
en général, passer avant les autres.

Il semble au premier abord impossible que plusieurs
créanciers gagistes se trouvent en concours à l'occasion
du même objet. Car il paraît impossible que plusieurs personnes soient en même temps et à des titres différents nantis
du même objet. Cependant il peut se présenter certaines
circonstances qui seront de nature à créer quelques difficultés. Ainsi, d'après l'art. 2076, le gage peut être mis
entre les mains d'un tiers convenu entre les parties; et
remarquons que si le tiers est désigné amiablement par
les deux parties, il n'est pas nécessaire, pour l'efficacité
du contrat, que le tiers désigné soit averti que la chose
déposée en ses mains est déposée à titre de gage. Sans

doute le créancier gagiste sera très imprudent s'il ne fait pas connaître au tiers le motif d'un pareil dépôt, mais enfin le gage n'en sera pas moins valablement constitué. Or il peut arriver que le même jour le débiteur ait constitué un gage au profit de deux créanciers différents qui chacun de leur côté auront consenti à laisser détenir le gage par un tiers qui d'ailleurs ignore lui-même le nom du créancier pour qui il détient le gage. Que faudra-t-il décider lorsque plus tard, le gage ayant été vendu sur la poursuite de l'un ou de l'autre des deux créanciers, il faudra régler entre eux la distribution du prix? Dans cette situation, il nous paraît impossible de trouver au profit de l'un ou de l'autre une cause spéciale de préférence; aussi faudra-t-il admettre le partage de la somme distribuée au prorata de leurs créances (*concursus partes facit*), et si l'un d'eux avait été déjà partiellement désintéressé, son créancier devrait en profiter. La question se décide comme si le même gage avait été donné en même temps à deux créanciers avec leur consentement formel.

Il s'est présenté le cas où un débiteur, après avoir constitué au profit d'un de ses créanciers un gage sur des marchandises déposées dans un magasin et dont il avait remis la possession au moyen de la tradition des clefs, livra plus tard d'autres clefs du même magasin à un second créancier qui croyait avoir acquis de cette façon un droit de gage sur les marchandises qui s'y trouvaient enfermées. On se demande lequel des deux créanciers sera préféré. Il est certain que le créancier qui a été le premier investi de la possession ne peut pas se trouver privé de cette garantie par la fraude de son débiteur, et il devra être préféré. Mais d'autre part,

le gage accordé au second créancier ne sera pas nul, et
s'il ne peut s'en prévaloir à l'égard du premier, dès que
celui-ci aura été désintéressé, il n'y aura plus d'obstacle à l'efficacité du gage postérieurement concédé. Cette
solution, remarquons-le, n'est pas contraire à la maxime:
En fait de meubles possession vaut titre; car le débiteur s'est, il est vrai, donné les apparences d'un possesseur à l'égard du deuxième créancier, mais au fond
il n'avait plus cette qualité et par suite il était inhabile
à constituer valablement des droits sur les marchandises
engagées une première fois.

CHAPITRE IV.

Action pignératicienne directe et contraire.

Dans notre Droit, comme en Droit Romain, la remise
d'un objet à titre de gage, établit des rapports contractuels tout-à-fait indépendants de la créance ainsi garantie. Ces rapports sont réciproques, par conséquent le
gage est, comme nous l'avons déjà dit, un contrat *synallagmatique*, et en ajoutant *imparfait* nous indiquerons
que la seule obligation qui en découle directement est
celle qui pèse sur le créancier en l'assujettissant à conserver le gage pour le restituer après qu'il aura été désintéressé; ce ne sera que *ex post facto* que le débiteur
pourra se trouver lui-même tenu à l'égard de son créancier. Cette observation a d'autant plus d'importance en
Droit Français qu'elle nous amène à déclarer l'art. 1325,
relatif à la formalité des doubles écrits, inapplicable à la
rédaction de l'acte constitutif de gage. Mais le débiteur
sera bien imprudent s'il ne retire pas un original de l'acte.

Examinons en premier lieu quelles sont les obligations du créancier gagiste. Nous avons remarqué déjà que le créancier est simplement dépositaire du gage ; qu'il le détient à la condition de le restituer lors du paiement avec tous les fruits et accessoires qu'il aura pu produire entre ses mains. Aussi l'art. 2081 dispose-t-il que « s'il » s'agit d'une créance donnée en gage, et que cette » créance porte intérêts, le créancier impute ses inté- » rêts sur ceux qui peuvent lui être dus. Si la dette » pour sûreté de laquelle la créance a été donnée en » gage, ne porte point elle-même intérêts, l'imputation » se fait sur le capital de la dette. » — Le législateur ne s'occupe que des fruits produits par une créance donnée en gage, c'est-à-dire des intérêts, et ne dit rien de spécial concernant les fruits qui peuvent résulter de toute autre chose donnée en gage. C'est que ; suivant la judicieuse remarque de M. Troplong, il est rare, dans l'état actuel de notre société de voir donner en gage des choses frugifères. Cependant si le cas se présentait, les fruits devront évidemment être restitués au débiteur, c'est-à-dire qu'il devra lui en être tenu compte.

Il résulte des termes de l'art. 2081 que la dation en gage d'une créance donne, au créancier gagiste, le droit de toucher lui-même les intérêts, et qu'il a qualité pour agir contre le débiteur de ces intérêts: quel est le caractère de ce droit attribué au créancier gagiste ? Peut-il agir contre le débiteur des intérêts à raison d'une sorte de mandat tacite résultant de la dation en gage elle-même, ou bien ce droit dérive-t-il de la constitution du gage indépendamment de toute idée de mandat? Pour nous, il nous est impossible de voir dans tout ceci la moindre trace de mandat conventionnel. Lorsqu'une créance

productive d'intérêts est donnée en gage, le gage porte
à la fois et sur le capital dû, et sur les intérêts à échoir.

Donc, si le créancier peut réclamer les intérêts, ce
n'est point en vertu d'une espèce de mandat qu'il aurait
reçu de son débiteur titulaire de la créance, mais c'est
directement en vertu du droit de gage qui lui a été conféré sur ces intérêts eux-mêmes. Il n'y a là, nous le
répétons, aucune idée de mandat ; par conséquent le
débiteur ne pourra pas enlever au créancier le droit de
réclamer ces intérêts, et, ce qui est beaucoup plus important à signaler, le créancier pourra lui-même engager
sa responsabilité s'il néglige de les percevoir. Par
exemple, on sait qu'aux termes de l'art. 2277, tout ce
qui est payable par année ou à des termes périodiques
plus courts se prescrit par cinq ans; si donc le créancier
qui a reçu en gage une créance reste plus de cinq
années sans en réclamer les intérêts, de façon à donner
lieu à l'application de l'art. 2277, il devra être considéré, vis-à-vis de son débiteur, comme ayant réellement
touché les intérêts qu'il aura négligé de percevoir et
qu'il sera d'ailleurs, par suite de son imprévoyance,
dans l'impossibilité de pouvoir réclamer.

Nous pouvons donc conclure que lorsqu'il s'agit d'une
créance donnée en gage, le créancier est rigoureusement tenu de percevoir les intérêts que produit cette
créance : est-ce là une disposition spéciale au cas de la
dation en gage d'une créance, est-ce, au contraire,
l'application à un cas particulier, d'une règle plus générale aux termes de laquelle le créancier, qui aurait reçu
en gage une chose naturellement frugifère ou susceptible de produire un revenu, serait rigoureusement tenu
de la faire fructifier ? Ainsi, le créancier qui aura reçu

en gage des chevaux, qu'il savait être habituellement loués par le débiteur, sera-t-il censé avoir assumé l'obligation d'en tirer tout le profit possible ? Il est évident que si, en fait, la chose produit des revenus, le créancier en doit compte, mais la question est de savoir, s'il doit faire tout ce qui dépend de lui pour faire fructifier la chose engagée. Nous estimons qu'il faut avant tout tenir compte de l'intention des parties; et c'est parce qu'il est manifeste que l'intention des parties a été de charger le créancier de percevoir les intérêts d'une créance donnée en gage, que le Code s'est formellement expliqué sur ce point. Le débiteur qui s'est dessaisi des titres de créance au profit du créancier, s'est mis dans l'impossibilité d'agir contre le débiteur pour recouvrer les intérêts, il faudra nécessairement que ce soit le créancier qui agisse. Mais la même présomption de volonté ne se retrouve pas toujours quand il s'agit de la dation en gage d'une chose frugifère ou productive de revenus, autre qu'une créance. Cette volonté devra cependant être le plus souvent présumée lorsqu'il s'agira de la dation en gage d'une chose produisant naturellement des fruits. Qu'il s'agisse, par exemple, de la dation en gage d'un troupeau, le créancier pourra être considéré comme ayant accepté l'obligation de tenir compte au débiteur du croît, du lait et de la laine. Mais quant aux services que le créancier aurait pu retirer du troupeau en le faisant servir *stercorandos agros*, il nous semblerait difficile, en l'absence de toute clause particulière, d'obliger le créancier à tenir compte d'un avantage difficilement appréciable.

Dans le cas, au contraire, où il aurait été convenu

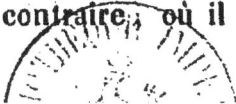

7

que le troupeau continuerait d'être dirigé par le pâtre
du débiteur, nous verrions dans cette convention
l'exercice par les parties du droit que leur reconnaît
l'art. 2076 de désigner une tiers pour détenir le gage, et
le créancier nous paraît déchargé de l'obligation de percevoir directement les fruits; par conséquent ce serait
le débiteur et non le créancier qui devrait souffrir
des infidélités ou des malversations du pâtre. Si l'objet
engagé, au lieu d'être frugifère par lui-même, était susceptible seulement de produire un revenu au moyen
d'un louage, il est clair qu'à moins de clauses contraires,
le créancier ne saurait avoir accepté l'obligation de
la faire fructifier, comme par exemple, dans l'hypothèse indiquée plus haut relativement à des chevaux
donnés en gage.

En effet, le créancier se trouve, en acceptant cette
obligation, dans une position toute particulière vis-à-
vis de son débiteur; car il ne serait pas juste que ce
dernier prétendit se faire rigoureusement tenir compte
de tous les produits perçus au moyen de la chose engagée; il faudrait de plus indemniser le créancier des soins
qu'il a mis à faire fructifier la chose. Or, cette compli-
cation de rapports ne doit pas être présumée avoir fait
l'objet d'un consentement réciproque des parties, s'il n'y
a pas eu convention formelle sur ce point. Dans ce cas,
le créancier devra se borner à détenir purement et simplement la chose. Mais si, en fait, le gage a produit quelques revenus, le créancier en tiendra compte sans pouvoir prétendre à une indemnité pour les soins qu'il
aura pu se donner pour lui faire produire ce résultat. Il
est censé dans ce cas avoir principalement agi dans son
intérêt personnel plutôt que dans celui du débiteur, et il

ne peut pas se plaindre de ce résultat, car *volenti non fit injuria*.

Quelle que soit du reste, l'hypothèse où nous nous placions, le créancier est toujours tenu de veiller à la conservation du gage, et par suite il répond de la perte ou de la détérioration du gage survenue par sa négligence. C'est le prescrit de l'art. 2080, qui ajoute que la responsabilité du gagiste se détermine d'après les règles établies au titre des contrats ou des obligations conventionnelles en général. Ce renvoi de l'art. 2080 aux principes généraux en matière de responsabilité, peut, au premier abord, paraître superflu. Le législateur, en effet, n'ayant inséré dans le titre du gage aucune disposition qui s'écartât des principes généraux en matière de responsabilité, il allait de soi que le créancier était soumis de plein droit à ces principes. Cependant ce renvoi de l'art. 2080 était utile pour faire cesser l'équivoque qu'auraient pu produire les termes de l'art. 2079. En effet, cet article considère le gage comme un dépôt entre les mains du créancier ; d'où l'on aurait pu conclure que la responsabilité du créancier gagiste devait être la même que celle du dépositaire, telle qu'elle est réglée par l'art. 1927 Cod. Napoléon, qui assujettit le dépositaire à apporter à la chose engagée les mêmes soins qu'il apporte à sa propre chose. Or il n'en est pas ainsi pour le créancier gagiste. En effet, le dépositaire rend un service gratuit au déposant, il ne doit donc être tenu que de la faute lourde, et le déposant n'a pu en réalité compter que sur les soins que le dépositaire donnait à ses propres affaires. Au contraire le créancier gagiste détient le gage uniquement dans son propre intérêt, et par conséquent il doit être plus rigoureusement tenu. Il répondra donc de la simple négligence, et ne sera libéré que par les cas fortuits, à la charge par lui de prouver que la perte ou la détérioration de la chose provient d'un cas fortuit que le débiteur du reste peut contester.

Si le créancier est tenu dans les limites que nous venons d'indiquer, il a aussi naturellement le droit, d'après le dernier alinéa de l'art. 2080, de se faire tenir compte des dépenses utiles et nécessaires faites pour la conservation de la chose. L'art. 2080 met sur la même ligne les impenses utiles et les impenses nécessaires : est-ce à dire que le créancier peut se faire tenir compte aussi bien des unes que des autres ? La négative est certaine. En ce qui touche les impenses nécessaires, le créancier aura incontestablement le droit d'en exiger le remboursement intégral : elles ont été faites, en effet, pour la conservation de la chose ; par conséquent le débiteur sera tenu d'indemniser le créancier quand même ces dépenses nécessaires n'auraient pas augmenté la valeur de la chose. Mais il faut qu'il s'agisse réellement d'impenses nécessaires, et les impenses ayant pour but la conservation de la chose n'auront cependant ce caractère de nécessité, que si, en les supposant faites, il en résulte un avantage pour le propriétaire. Si au contraire, elles excèdent l'avantage résultant de la conservation de la chose, de telle sorte que le propriétaire ait plutôt intérêt à la laisser périr pour la remplacer par une autre tout-à-fait semblable, acquise au moyen de la somme qu'exigerait la conservation ; dans ce cas, ces impenses ne sauraient revêtir le caractère de nécessité qu'elles doivent avoir. Dans cette situation le créancier devra faire ce que le propriétaire aurait probablement fait lui-même. Si des impenses réellement nécessaires avaient été faites, et qu'ensuite la chose oppignorée ait péri par cas fortuit, cette perte devra être supportée en entier par le débiteur qui devra, même dans cette hypothèse, tenir compte au créancier des impenses nécessaires par lui faites. En effet, si le débiteur fût demeuré détenteur de sa chose, il aurait fait les mêmes dépenses, et sa position ne doit pas s'améliorer aux dépens du créancier, qui en définitive lui a rendu service en lui prêtant ses fonds. Quant aux dépenses utiles, le créancier ne pourra les réclamer qu'à concurrence de la plus-value qu'elles auront attribuée au gage.

C'est au moyen de *l'action pignératicienne contraire* ou du droit de rétention, que le créancier pourra se faire tenir compte de ses impenses ; mais ce n'est pas seulement de ce chef qu'il pourra agir contre le débiteur. Toute faute ou tout dol de ce dernier pourra donner naissance à l'action pignératicienne : ainsi quand le débiteur n'aura pas donné en gage la chose promise, ou bien quand il aura engagé la chose d'autrui, ou enfin quand il aura donné en gage une chose entachée de vices cachés, il sera soumis à l'action du créancier. Dans les deux premiers cas l'action du créancier tendra à obtenir un gage sérieux en rapport avec la commune intention des parties constatée par l'acte constitutif de gage. Dans le dernier cas le créancier obtiendra des dommages-intérêts pour la fixation desquels il faudra prendre en considération la bonne ou la mauvaise foi du débiteur et appliquer, suivant cette distinction, l'art. 1150 ou l'art. 1151 C. N.

Examinons maintenant quels sont les droits du débiteur vis-à-vis du créancier gagiste. Le créancier qui a reçu le paiement intégral de sa créance ou une satisfaction quelconque acceptée par lui, est tenu de restituer la chose au débiteur *cum omni causâ*, et faute par lui d'effectuer cette restitution, le débiteur est autorisé à agir par l'action *pignératicienne directe*. Nous avons déjà dit que le paiement doit être intégral, peu importe du reste qu'il émane du débiteur lui-même ou d'un tiers. Seulement, s'il émane d'un tiers, il faudra distinguer avec soin l'hypothèse où ce dernier aurait été subrogé aux droits du créancier, de celle où il ne l'aurait pas été. S'il y a eu subrogation, les garanties données pour le paiement de la créance primitive, pourront être invoquées par le tiers subrogé; dans le cas contraire l'action pignératicienne est directement acquise au débiteur, qui pourra l'intenter contre le créancier primitif, sans être tenu de justifier qu'il s'est lui-même libéré. Si, en fait, le tiers qui a payé sans s'être fait subroger, se trouve nanti de la possession du gage, pourra-t-il au moins exercer le droit de rétention à l'égard du débiteur ?.... Il faut d'abord remarquer que dans cette hypothèse le débiteur agira contre le détenteur du gage, non par l'action pignératicienne qui ne peut être intentée que contre les parties figurant dans le contrat constitutif de gage, mais bien par l'action en revendication; or l'exercice de cette dernière action ne peut être paralysé par le droit de rétention que si le tiers détenteur veut avoir paiement des impenses par lui faites sur la chose revendiquée. Or, il n'en est pas ainsi dans notre hypothèse; celui qui a payé détient sans cause à l'égard du débiteur, et a contre lui seulement l'action de gestion d'affaires; par conséquent il ne pourra pas prétendre à une sûreté exceptionnelle que la nature de son titre ne comporte nullement.

Le débiteur gagiste pourra en outre agir par l'action pignoraticienne contre le créancier qui, sans y être autorisé, appliquerait à son usage personnel la chose donnée en gage, ou bien abuserait de l'usage qu'il lui a été permis d'en faire (art. 2082, § 1). Pour fixer la durée de l'action en restitution accordée au débiteur, il faut examiner si le débiteur agit en restitution parce qu'il a intégralement désintéressé le créancier, ou bien s'il fonde son action sur un abus du gage commis par le créancier. Dans le premier cas, l'action en restitution s'éteindra par la prescription de 30 ans, à partir de la date du paiement. En effet, il reste au débiteur une action personnelle contre le créancier, tendant à obtenir la restitution de la chose, action qu'il ne faut pas confondre avec l'action en revendication ; aussi l'application de la maxime : *en fait de meubles possession vaut titre*, ne sera possible que vis-à-vis des tiers, à qui la possession de l'objet engagé aura pu être indûment transférée par le créancier, mais jamais vis-à-vis du débiteur. A partir du paiement, en effet, le créancier est personnellement tenu à l'égard du débiteur de restituer le gage en qualité de débiteur d'un corps certain ; et comme le créancier désintéressé a été, par le seul fait du paiement, mis en demeure de restituer le gage, il en résulte par application des principes généraux, qu'il ne sera pas libéré par la perte fortuite de la chose engagée, à moins qu'il ne prouve que la chose eût également péri chez le débiteur.

Si, au contraire, l'action en restitution du débiteur est fondée sur un usage abusif de la part du créancier gagiste, cette action pourra être imprescriptible tant que le gage restera entre les mains du créancier. Comme

ce dernier a été mis en possession de cette chose à titre
de gage, et qu'il continue de la détenir au même titre tant
qu'il n'est pas payé, il s'ensuit qu'il ne saurait jamais
se prévaloir de sa possession, si longue qu'elle puisse
être, pour repousser l'action en restitution de la part
de son débiteur.

Enfin, dans l'hypothèse où la chose engagée aurait
péri par la faute du créancier gagiste, l'action qui appartient au débiteur devrait aussi s'éteindre par la
prescription trentenaire. Pas de difficulté si le débiteur
s'est libéré envers le créancier. Mais où sera le point
de départ de la prescription si la chose a péri par la
faute du créancier avant que le débiteur se soit libéré?
La différence n'est qu'apparente. En effet, si la chose
a péri par la faute du créancier, c'est qu'il y avait de
sa part abus ou manque de soin dégénérant en abus;
or, le fait seul de l'abus donnait ouverture à l'action en
restitution; et la circonstance que la chose engagée a
péri par suite de cet abus, ne peut changer le point de
départ de l'action, au contraire, elle fixe d'une manière certaine la période culminante de l'abus; c'est à
partir de ce moment que le débiteur a pu agir contre
le créancier; c'est donc aussi de ce moment que doit
courir la prescription contre l'action, sauf au créancier à opposer la compensation de sa créance devant le
juge.

CHAPITRE V.

Comment s'éteint le gage.

Les causes d'extinction qui peuvent affecter l'obligation principale entraînent évidemment l'extinction de la sûreté accessoire résultant du gage.

Au nombre de ces causes, il faut tout d'abord placer le paiement intégral de l'obligation ou une satisfaction quelconque acceptée par le créancier. La prescription qui viendrait affecter l'obligation principale, aurait aussi pour conséquence de faire évanouir le gage. Mais comment peut-il se faire que la prescription puisse venir éteindre une obligation garantie par un gage? N'est-il pas évident que la persistance du gage entre les mains du créancier est de nature à conserver indéfiniment le droit d'action?... Le gage en effet, dans ce cas, conserve perpétuellement les droits du créancier, et on peut le dire, le débiteur qui ne s'est pas libéré est ainsi interpellé à chaque instant. Cependant il est des hypothèses où l'on peut concevoir l'application des principes sur la prescription. C'est quand le créancier aura perdu la possession de la chose. Par exemple, le créancier avait induement transporté à un tiers la possession du gage ; il est clair que le gage ne sera plus là pour conserver ses droits. Si le débiteur s'est emparé de la chose engagée, le créancier pourra agir : 1o par l'action pignératicienne pour obtenir la réintégration du gage ; 2o par l'action principale pour obtenir le paiement nonobstant l'échéance du terme, attendu que le débiteur aura par son fait diminué le gage de son créancier ; or la prescription de l'action principale courra dans cette hypothèse parallèlement à la prescription de l'action pignératicienne contraire.

La perte de la chose donnée en gage a aussi pour conséquence naturelle de mettre fin aux rapports contractuels résultant de la constitution du gage. Mais pour

qu"il en soit ainsi , il ne faut pas que la perte de la
chose laisse subsister l'action pignératicienne soit directe,
soit contraire, c'est-à-dire que cette perte doit résulter
d'un cas fortuit et non pas d'un fait imputable soit au
créancier soit au débiteur. Si en effet, la chose avait
péri par le fait du créancier, il ne serait pas exact de dire
que le contrat de gage a pris fin puisque le débiteur aura
par ce fait une action contre le créancier. Il en serait
encore de même et avec plus d'évidence si la chose avait
péri entre les mains du créancier par suite d'un vice
connu du débiteur et frauduleusement caché par lui au
créancier ; exemple : un cheval malade donné en gage,
le créancier aurait alors, ainsi que nous l'avons déjà vu,
le choix entre l'action pignératicienne et l'action en
paiement.

Enfin le gage s'éteindra par la renonciation volontaire
ou tacite du créancier.

POSITIONS.

DROIT ROMAIN.

I. Lorsque le *tradens* et l'*accipiens* sont d'accord pour attribuer à la tradition un effet translatif de propriété, l'erreur sur la *cause* n'empêche pas le transfert de la propriété — L. 36. D. 41. 1. — *Nec obst.* l. 18. D. 12. 1.

II. La *querela inofficiosi testamenti* n'est qu'un cas particulier de la pétition d'hérédité. Par conséquent l'hérédité se trouve dévolue *ab intestat* au demandeur qui a obtenu la rescision du testament pour cause d'inofficiosité, sans qu'il soit tenu de se pourvoir à nouveau par la voie de la pétition d'hérédité — L. 8. § 8. D. 5. 2. — L. 21. § 2. D. *eod. tit.* l. 3. c. 3. 31.

III. Le contrat vicié par un dol principal est simplement rescindable et non pas nul *ipso jure*. Seulement cette rescision a lieu *ipso jure* dans les contrats de bonne foi, en ce sens que l'exception de dol est contenue de plein droit dans la formule — L. 84. § 5. D. 30. — L. 11. § 5. D. 19. 1. — *Nec obst.* l. 3. § 3. D. 17. 2. — Dans les contrats de droit strict, l'*exceptio doli* est nécessaire. — L. 36. D. 46. 1.

IV. Le mariage ne constitue ni un contrat purement consensuel, ni un contrat purement réel, mais un contrat mixte, régi par des règles dérivant de son caractère exceptionnel — Arg. des l. 1. D. 23. 2 et 12. § 4. D. 49. 15.

CODE NAPOLÉON.

I. Les art. 2106 et 2108 n'ont jamais eu le sens que leur a

attribué la jurisprudence; ils devaient être mis en rapport avec les dispositions de la loi de brumaire, et la loi du 23 mars sur la transcription leur a restitué leur véritable signification.

II. L'art. 2111 confère un véritable privilége aux créanciers ou légataires qui demandent la séparation des patrimoines.

III. Le contrat de bail confère au preneur un véritable droit réel.

IV. La transaction a un effet translatif de droit.

PROCÉDURE CIVILE.

I. Le juge compétent pour connaître de l'action telle qu'il a plu au demandeur de la formuler, est par cela même compétent pour connaître de l'exception qui tendrait à enlever au tribunal saisi la connaissance du litige pour cause d'incompétence; et spécialement la compétence déterminée par l'art. 59, § 5 Proc. Civ. est applicable, même dans l'hypothèse où le défendeur actionné comme sociétaire conteste l'existence de la société.

II. On peut, par anticipation, renoncer à se pourvoir, par la voie de l'appel, contre le jugement devant terminer une contestation à naître, pourvu néanmoins que l'acte ne constitue pas un compromis — Arg. tiré de l'art. 7 Proc. 639 Com. et loi du 26 octobre 1790 combiné.

DROIT CRIMINEL.

I. L'aggravation de peine résultant de la récidive de crime à crime ne doit pas être appliquée lorsque le fait qui a motivé la première condamnation a cessé, lors de la seconde poursuite, d'être classé parmi les crimes.

II. Lorsqu'une loi nouvelle, promulguée depuis la perpétration d'un délit, abaisse le maximum de la peine applicable, mais en élève le minimum, la nature de la peine restant toujours la même, il faut nécessairement laisser au prévenu le droit d'indiquer celle des deux lois dont il réclame l'application.

DROIT COMMERCIAL.

I. Lorsqu'une lettre de change a été transférée au moyen d'un endossement irrégulier, la preuve du transport réel de la propriété pourrra avoir lieu à l'égard des parties entre qui est intervenu l'endossement irrégulier, *nec obst.* l'art. 138 C. Com.

II. Celui qui paie une lettre de change avant l'échéance, ne saurait être responsable de la faillite ou de l'interdiction du porteur, survenue après le paiement et avant l'échéance.

DROIT ADMINISTRATIF.

I. Le droit donné aux Préfets par le décret du 25 mars 1852, de statuer sur l'établissement des ateliers insalubres de première et deuxième classe, s'étend naturellement aux abattoirs, et ce droit n'a pu leur être enlevé par les circulaires ministérielles.

II. En matière de conflit, c'est toujours le Préfet du département dans lequel siége le tribunal saisi en premier ressort du litige, qui doit élever le conflit.

HISTOIRE DU DROIT.

I. La légitime a une origine purement Romaine et non pas coutumière.

II. L'association dont le germe est contenu dans le régime nuptial des Gaulois, ne peut être considérée comme l'origine de notre communauté.

Vu :

Le Doyen de la Faculté de Droit,

DELPECH.

Vu et permis d'imprimer,
En l'absence du Recteur, l'Inspecteur de l'Académie,

PEYROT.

M. CHAMBELLAN, PRÉSIDENT.

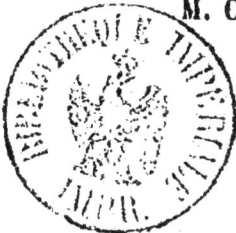

MM. DELPECH, DOYEN ;
DUFOUR,
BRESSOLLES,
HUMBERT, AGRÉGÉ, } *Suffragants.*

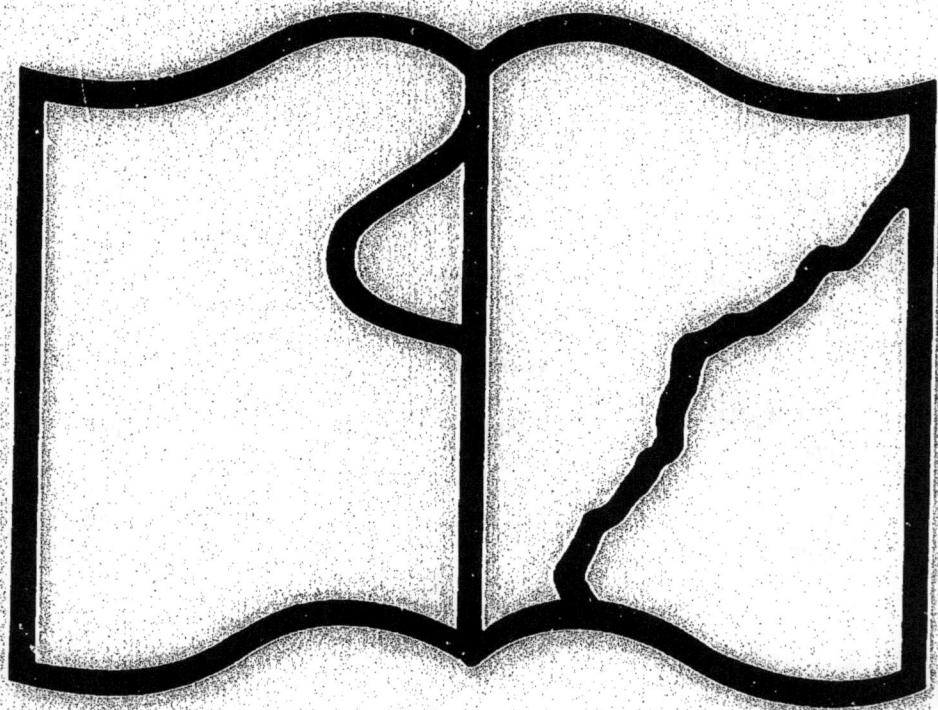

Texte détérioré — reliure défectueuse

NF Z 43-120-11

www.ingramcontent.com/pod-product-compliance
Lightning Source LLC
Chambersburg PA
CBHW071456200326
41519CB00019B/5753